普通高等教育"十三五"规划教材

职业卫生与职业病预防

主　编　张永亮　马池香
副主编　董宪伟　卢守青

北　京
冶金工业出版社
2017

内 容 简 介

本书共分 8 章,主要内容包括:职业卫生与职业病预防概论,职业性心理与生理特征,毒物与职业中毒,职业性尘肺病及其他呼吸系统疾病,职业性肿瘤及其他职业病,物理性有害因素及对健康的影响,职业性有害因素的识别、监测与评价,职业性有害因素的监督与控制等。

本书为高等院校安全工程等专业的教学用书(配有教学课件),也可供其他相关专业的师生和技术人员参考。

图书在版编目(CIP)数据

职业卫生与职业病预防/张永亮,马池香主编. —北京:冶金工业出版社,2017.8

普通高等教育"十三五"规划教材

ISBN 978-7-5024-7575-8

Ⅰ.①职… Ⅱ.①张… ②马… Ⅲ.①劳动卫生—高等学校—教材 ②职业病—预防(卫生)—高等学校—教材 Ⅳ.①R13

中国版本图书馆 CIP 数据核字(2017)第 196325 号

出 版 人 谭学余
地 址 北京市东城区嵩祝院北巷 39 号 邮编 100009 电话 (010)64027926
网 址 www.cnmip.com.cn 电子信箱 yjcbs@cnmip.com.cn
责任编辑 俞跃春 贾怡雯 张 卫 美术编辑 吕欣童 版式设计 孙跃红
责任校对 李 娜 责任印制 牛晓波
ISBN 978-7-5024-7575-8
冶金工业出版社出版发行;各地新华书店经销;三河市双峰印刷装订有限公司印刷
2017 年 8 月第 1 版,2017 年 8 月第 1 次印刷
787mm×1092mm 1/16;10.75 印张;254 千字;159 页
35.00 元

冶金工业出版社 投稿电话 (010)64027932 投稿信箱 tougao@cnmip.com.cn
冶金工业出版社营销中心 电话 (010)64044283 传真 (010)64027893
冶金书店 地址 北京市东四西大街 46 号(100010) 电话 (010)65289081(兼传真)
冶金工业出版社天猫旗舰店 yjgycbs.tmall.com
(本书如有印装质量问题,本社营销中心负责退换)

前　言

近年来，虽然我国国民经济一直保持着稳定高速增长，但职业健康安全管理工作却远滞后于经济建设发展的步伐，重大恶性工伤事故屡屡发生，职业病人数居高不下。鉴于当前严峻的安全卫生形势及职业病高发现状，职业卫生与职业病预防问题已经成为我国安全生产工作的重中之重，国家有关部门制定了相应的法律法规，不断加强安全卫生管理工作。

职业卫生与职业病的相关课程已成为高校安全工程及相关专业重要的专业基础课程之一，在此背景下，冶金工业出版社组织编写了本书，本书由青岛理工大学、中南大学、山东科技大学、华北理工大学、吉林建筑大学7位老师共同编撰审核，供相关专业教学使用。

本书全面系统地阐述了职业卫生与职业病预防基本知识，在介绍基础知识的同时力求理论与实践相结合，通过具体案例把知识点展现出来，同时进行了部分章节基础知识扩展，便于学习者掌握更全面的知识体系。

全书共分8章，第1、3、8章由青岛理工大学马池香博士、吉林建筑大学张智超博士编写，第2章由青岛理工大学卢守青博士、中南大学李懋编写，第4章由青岛理工大学马池香博士、山东科技大学李潇编写，第5章由华北理工大学董宪伟教授编写，第6章由青岛理工大学张永亮副教授、山东科技大学李潇编写，第7章由青岛理工大学张永亮副教授编写。

本书配套教学课件读者可在冶金工业出版社官网（www.cnmip.com.cn）搜索资源获得。

由于编者水平所限，书中不妥之处，敬请读者批评指正。

编　者
2017 年 5 月

目　　录

1 概　论

职业卫生是一个非常重要的工作领域，尤其是随着经济发展与社会进步，重大伤亡事故的发生频率逐渐下降，而职业危害乃至工作条件对健康的影响日益突出，因此职业卫生的作用更加突出。

1.1　相关概念

人类的生存环境包括自然环境和社会环境。自然环境主要指空气、土壤、水、食物、气候及供人类活动的生态空间。人们生活的社会环境对人的身心健康也有很大的影响。人类的疾病多数由环境有害因素所致或受环境因素影响。为保护人类的健康，首先要阐明这些因素影响健康的方式和后果，统称为环境医学。其中，职业卫生和职业医学是研究与职业生命有关的环境因素，即职业性有害因素（occupational hazards），及其对职业人群健康的影响。现代意义上的职业卫生是一个多维度、多因素、动态化、开放式和时代性较强的概念，尤其是我国职业卫生监管体系经历频繁调整之后的复杂变化，各职能部门各自为政时期的相关规定容易使相关概念被混淆，对关键概念进行界定是有必要的。

1.1.1　职业卫生

1.1.1.1　职业与职业人群

职业（occupation），从词义学的角度来说，由"职"和"业"构成。"职"包含社会职责、天职、权利和义务；"业"包含着从事业务、事业、事情、独特性工作。美国传统字典对"occupation"一词的解释是"An activity that serves as one's regular source"，即用于成为某个人正常生活来源的一项活动；维基百科（Wikipedia）的解释是"（1）Job, a person's role in society, often a regular activity performed for payment. （2）Employment, a person under service of another by hire. （3）Career, a course through life. （4）Profession, a vocation founded upon specialized training. （5）Vocation, an occupation to which a person is specially drawn. （6）A category in the Standard Occupational Classification System."我国在进行人口普查时，将职业定义为在业人口所从事的具体工作的种类。《中国职业结构变迁研究》一书认为，职业是劳动者从事的有报酬的固定的社会分工。不同研究者从自己的研究角度出发，提出了多种职业定义，这里不再一一赘述。

职业人群（occupational population），是指从事生产和服务活动的人群。职业人群占世界人口的 50%～60%，是整个社会中最富有生命力和创造力的生产力要素，又是人生历程中参与生产劳动和社会活动时间最长、精力最充沛的生命阶段（20～60 岁及以上）。这一重要社会人群的身体心理、行为、道德和社会适应性的状况将极大地影响经济发展、人类进步和社会完善的过程。

　　然而，由于某些生产方式的特殊性、政策的偏差、公众认识和管理的局限性，以及经济、技术发展的滞后，往往在生产工艺和劳动过程中存在着危害职业人群健康的各类因素，即所谓"职业危害因素"。长期过度暴露于这些因素之中，有可能出现职业卫生问题，如工伤、职业病和工作有关疾病。

　　总之，职业是参与社会分工，利用专门的知识和技能，为社会创造物质财富和精神财富，获取合理报酬，作为物质生活来源，并满足精神需求的工作。其含义是：第一，与人类的需求和职业结构相关，强调社会分工；第二，与职业的内在属性相关，强调利用专门的知识和技能；第三，与社会伦理相关，强调创造物质财富和精神财富，获得合理报酬；第四，与个人生活相关，强调物质生活来源，并设计满足精神生活。

1.1.1.2　职业卫生

　　国外有些国家称之为"工业卫生"、"劳动卫生"、"劳动安全卫生"、"职业安全与健康"或"职业安全卫生"，目前国际上较为通行的做法是将其与"职业安全"或"安全生产"合并统称为"职业安全与健康（occupational safety and health）"。如果将之与"职业安全"或"安全生产"相分离，较多国家倾向于使用"职业卫生"这一术语。

　　我国自新中国成立以来曾称这门科学为"劳动卫生"、"职业卫生"、"职业健康"。1994 年，由原国家劳动部负责起草的国家标准 GB/T 15236—1994《职业安全卫生术语》中明确指出，"劳动卫生"与"职业卫生"是同义词。2001 年，原国家经贸委安全生产局修订《职业安全卫生管理体系试行标准》时，将"职业卫生"一词修订为"职业健康"，并正式发布《职业安全健康管理体系指导意见》和《职业安全健康管理体系审核规范》。2008 年，国家安监总局负责修订的国家标准 GB/T 15236—2008《职业安全卫生术语》，定义"职业卫生"是指职工的健康在职业活动过程中免受有害因素侵害为目的的工作领域及在法律、技术、设备、组织制度和教育等方面所采取的相应措施。2010 年，原卫生部职业卫生标准专业委员会负责起草的国家职业卫生标准 GBZ/T 224—2010《职业卫生名词术语》，定义"职业卫生"是对工作场所内产生或存在的职业性有害因素及其健康损害进行识别、评估、预测和控制的一门科学，其目的是预防和保护劳动者免受职业性有害因素所致的健康影响和危险，使工作适应劳动者，促进和保障劳动者在职业活动中的身心健康和社会福利。

　　结合工作实践，兼之中央机构编制委员会办公室《关于职业卫生监管部门职责分工的通知》（中央编办发 ［2010］ 104 号）的相关规定，本书取原卫生部的定义，即"职业卫生是对工作场所内产生或存在的职业性有害因素及其健康损害进行识别、评估、预测和控制的一门科学，其目的是预防和保护劳动者免受职业性有害因素所致的健康影响和危险，使工作适应劳动者，促进和保障劳动者在职业活动中的身心健康和社会福利"。

1.1.2　工业卫生

1.1.2.1　工业卫生与职业健康

　　工业卫生（industrial hygiene），侧重研究人体皮肤以外的工业、工作场所的作业环境监测、控制、事件预防，在我国，大体归安监总局系统管理，属于安全大领域。

　　职业健康（occupational health），侧重研究人体皮肤以内的健康、疾病、治疗、预防等，在我国，大体归卫生部系统管理，属于职业医学。

简单理解，工业卫生和职业健康的研究对象以皮肤为界，皮肤以外的问题属于工业卫生的研究范畴，皮肤以内的问题属于职业健康的研究范畴。

1.1.2.2 工业卫生与环境卫生

工业卫生与环境卫生的主要区别，简单地说是浓度和剂量的问题。比如：工厂里面的有害物质，因工厂的相对密闭性，有害物质的浓度相对较高，从烟囱、门窗出去的有害物质浓度会降低。工厂里面工作的是成年人，工作只是 8~12h，但是有害物质飘到外面环境中，受影响的可能就是婴儿、儿童，他们是 24h 暴露在低浓度的有毒有害物质下，他们的承受能力是很差的，承受不了那么多剂量，这就是工业卫生与环境卫生的差别。

有时候很毒的物质如果量很少，是不会导致伤害的。例如我们平常喝的水有致癌化合物，但是不可能每天都喝几加仑的水，由于量较少，对健康不会造成损害，是否有害要看它的量。也许你会闻到一些气味，也许会看到烟囱冒黄烟，但如果因此就认为这有毒是不科学的，只有通过工业仪器的测量，得知它的剂量是多少，有多少被吸收到人体内，才能确定对人体的毒害性，所以说归根结底还是剂量标准的问题。

1.1.3 职业性病损、职业病与法定职业病

职业性病损，是指职业性有害因素所致的各种职业性损害，包括工伤（occupational injuries）和职业性疾患（occupational disorders），统称为职业性病损，而职业性疾患包括职业病和工作有关疾病两大类。

1.1.3.1 职业病

健康人体对职业性有害因素的作用有一定抵抗和代偿能力，职业性有害因素作用于人体的强度和时间未超出人体的代偿能力时，仅表现为亚临床的有害作用（adverse effect），当人体不能代偿时，导致功能性或器质性病理改变，出现相应临床症状，影响劳动能力，该类疾病统称职业病（occupational diseases）。《中华人民共和国职业病防治法》将职业病定义为："企业、事业单位和个体经济组织的劳动者在职业活动中，因接触粉尘、放射性物质和其他有毒有害物质等因素而引起的疾病"。

从广义上讲，职业病是指作业者在从事职业活动中，因接触职业性有害因素而引起的所有疾病，但从法律角度出发，职业病有其特定的范围，仅指政府部门或立法机构根据生产力发展水平、经济状况、医疗水平等综合因素所规定的法定职业病。

1.1.3.2 法定职业病

法定职业病，是指国家根据社会制度、经济条件和诊断技术水平，以法规形式规定的职业病。我国目前的法律体系中并未对"法定职业病"做出明确定义，但在监管实践中一般将监管部门发布的《职业病目录》或《职业病分类与目录》中的"职业病"称为"法定职业病"，并且必须是经国家指定的职业病诊疗机构根据患者的职业史、既往史、工作中接触的职业病危害因素来综合评定确诊的疾病。

我国原卫生部于 1957 年首次公布了《职业病范围和职业病患者处理办法的规定》，将危害职工健康比较明显的 14 种职业病列为国家"法定"的职业病；1987 年原卫生部颁布了修改后的职业病名单，共有 9 类 99 项。2002 年公布的《职业病目录》，对应《职业病危害因素分类目录》将职业病调整为 10 类 115 种。2013 年 12 月 23 日，国家卫生计生委、人力资源和社会保障部、安全监管总局、全国总工会四部门联合印发《职业病分类和目

录》，对原《职业病目录》中的 3 类分类名称和 16 种职业病名称作了调整，整合两项开放性条款，新增 18 种职业病，现行的《职业病分类与目录》包含 10 类 132 种（含 4 项开放性条款）职业病，并公布了相应的诊断和管理办法；办法规定，一经确诊为法定职业病，患者在治疗和休息期间及在确定为伤残或治疗无效而死亡时，均应按劳动保险条例给予劳保待遇。大部分发达国家立法规定，雇主或国家给予患职业病的工人经济上的补偿，故也称为需赔偿的疾病（compensable diseases）。

1.1.3.3　工作有关疾病

职业病是指与工作有关，并直接与职业有害因素有因果联系的疾病；另一些既与工作有关，但又与职业病有区别的疾病称为工作有关疾病（work-related diseases）。具体来讲，工作有关疾病具有三层含义：（1）职业因素是该病发生和发展的诸多因素之一，但不是唯一的病因，一般也不是直接病因；（2）职业因素影响了健康，促使潜在的疾病显露或加重已有疾病的病情；（3）通过改善工作条件，可使所患疾病得到控制或缓解。常见的工作有关疾病有矿工的消化性溃疡、建筑工的肌肉骨骼疾病（如腰背痛）等。

此外，某些作用轻微的职业有害因素，尚不至于引起功能性和实质性的病理性损害，可导致体表某些改变，如胼胝、皮肤色素增加等。这些改变尚在生理范围之内，故可视为机体的一种代偿或适应性变化，一般称为职业特征（occupational stigma）。

1.1.3.4　工伤

工伤属于职业性伤害，是指职工在生产劳动过程中，由于各种原因，包括职业有害因素、操作技术原因、设备原因、管理原因和不可预测的偶然因素等所造成职工身体伤害、残疾甚至死亡。国际劳工大会通过的公约将工伤定义为"由于工作直接或间接引起的事故为工伤"，简言之，生产劳动过程中造成的身体伤害（以伤害为目的除外），即为工伤。

工伤和职业病有紧密的联系，所以不少国家逐步把职业病纳入到了"工伤"的范畴。例如，美国国家标准 ANSIZ 6.1 中，将"工作伤害"定义为"任何由工作引起并在工作过程中发生的（人受到的）伤害或职业病，即由工作活动或工作环境导致的伤害或职业病"。我国国家标准 GB 6441—1986《企业职工伤亡事故分类》中将"伤亡事故"定义为"企业职工在劳动生产过程中，发生的人身伤害、急性中毒"。

1.2　职业性有害因素及其致病（伤）模式与特点

劳动条件包括生产工艺过程、劳动过程、生产环境三个方面。生产工艺过程是对原材料进行一系列加工而制成成品的过程。劳动过程是工人为完成某项生产任务而进行的各种操作的总和。不同工种的工人的劳动过程不同。生产环境是工人进行生产劳动时所处的外界环境。这三个构成要素相互联系，但生产工艺过程起着主导作用。劳动条件对劳动者健康可能产生不良影响，造成这种危害的因素，不仅来源于生产工艺过程，存在于生产环境之中，而且"隐藏"在劳动过程（工作组织）之中。因此，为识别生产劳动中工人可能受到的职业危害，必须详细了解生产工艺过程及其产生的有害因素，深入调查劳动环境状况并对其进行卫生学监测，仔细观察各个工种的劳动过程，从而弄清不同工种工人实际接触有害因素的具体情况以及劳动过程本身带来的不利因素。

1.2.1 职业性有害因素

不良的劳动条件存在着各种职业性有害因素（occupational hazards），它们对健康的不良影响，统称为职业性损害（occupational adverse effect）。职业性有害因素按其来源可分为下列三类。

（1）生产工艺过程中产生的有害因素。

1）化学因素。

①有毒物质。如铅、汞、苯、氯、一氧化碳、有机磷农药等。

②生产性粉尘。如硅尘、石棉尘、煤尘、有机粉尘等。

2）物理因素。

①异常气象条件。如高温、高湿、低温。

②异常气压。如高气压、低气压。

③噪声、振动。

④非电离辐射。如可见光、紫外线、红外线、射频辐射、激光等。

⑤电离辐射。如 X 射线、γ 射线等。

3）生物因素。如附着在动物皮毛上的炭疽杆菌、甘蔗渣上的真菌、医务工作者可能接触到的生物传染性病源物等。

（2）劳动过程（即工作组织）中的有害因素。

1）劳动组织和制度不合理，劳动作息制度不合理等。

2）精神（心理）性职业紧张。

3）劳动强度过大或生产定额不当，如安排的作业与劳动者生理状况不适应等。

4）个别器官或系统过度紧张，如视力紧张等。

5）长时间处于不良体位或使用不合理的工具等。

（3）生产环境中的有害因素。

1）自然环境中的因素，如炎热季节的太阳辐射，寒冷季节的低温，工作场所的微小气候。

2）厂房建筑或布局不合理，如有毒工段与无毒工段安排在一个车间。

3）工作过程不合理或管理不当所致环境污染。

在实际生产场所中，多种职业性有害因素往往同时存在，对劳动者的健康产生联合作用。

1.2.2 职业性病损致病模式

职业性有害因素是引发职业性病损的原因，但这些有害因素使接触者产生职业性病损，还需一定的作用条件和接触者的特殊个体特征。只有当有害因素、作用条件和接触者个体特征三者共同存在，并相互作用，符合一般疾病的致病模式，才能造成职业性病损（见图1-1）。

作用条件包括：（1）接触机会或频率，在劳动过程中经常接触某些职业性有害因素；（2）接触方式，职业有害因素经呼吸道、皮肤或其他途径进入人体；（3）接触时间，每天或一生中累计接触的总时间；（4）接触强度，指接触浓度或水平。后两个条件是决定机

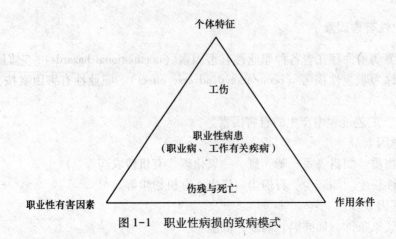

图1-1　职业性病损的致病模式

体接受危害剂量的主要因素，常用接触水平（exposure level）表示，与实际接受量有所区别，实际接受量是指进入机体的量，与接触水平呈正比。据此，改善作业条件，控制接触水平，降低进入机体的实际接受量，是预防职业性病根的根本措施。此外，还包括管理和防护水平，有严格的管理制度和防护措施，可有效降低职业性有害因素的接触和危害，尤其可明显减少急性中毒事故和工伤事故的发生。

在同一作用条件下，不同个体发生职业性病损的机会和程度不同，这与以下因素有关：（1）遗传因素（遗传易感性）；（2）年龄和性别差异，不同性别对某些职业性有害因素敏感性不同，通常女性对某些职业性有害因素更为敏感，尤其是在经期、孕期和哺乳期，孕期和哺乳期还涉及对胎儿和乳儿的影响，未成年和老年人更易受到职业性有害因素的损害作用；（3）其他疾病，肝病影响对毒物的解毒能力，皮肤病降低皮肤防护能力；（4）文化水平，文化水平低者一般缺乏对职业性有害因素的认识，自我防护和保健意识差；（5）营养不良，缺乏体育锻炼，可使机体抵抗力降低；（6）心理和行为因素，存在心理问题者，在长期紧张的职业生活中更易患某些疾病或更易发生工伤事故，不良的行为习惯，如吸烟、酗酒、不遵守劳动纪律和操作规程等，均能增加职业性有害因素的损害机会和程度，甚至酿成重大伤亡事故。

这些因素称为个体危险因素（host risk factors），存在这些因素者对职业性有害因素较易感，或较易发生职业伤害，称为易感者（vulnerable group），或高危人群（high risk group）。

充分认识和评价各种职业性有害因素及其作用条件，以及个体特征，并针对三者之间的内在联系，采取措施，阻断其因果链，才能预防职业性病损的发生。

1.2.3　职业病的特点

职业病具有下列五个特点：（1）病因明确，病因即职业性有害因素，发病需一定作用条件，在消除病因或阻断作用条件后，可消除发病；（2）所接触的病因大多数是可检测的，得达到一定的强度（浓度或剂量）才能致病，一般存在接触水平（剂量）-效应（反应）关系，降低和控制接触强度，可减少发病，但在某些职业性肿瘤（如接触石棉引起的胸膜间皮瘤）则不存在接触水平（剂量）-效应（反应）关系；（3）在接触同一因素的人群中常有一定的发病率，很少只出现个别病例；（4）如能得到早期诊断、处理，大多数职业病预后较好；但有些职业病如硅沉着病（硅肺），迄今为止所有治疗方法均无明显效果，只能对症综合处理，减缓进程，故发现越晚，疗效越差；（5）除职业性传染病外，治疗个体无助于控制人群发病，必须有效"治疗"有害的工作环境。从病因学上来说，职业病是完全可以预防的，故必须强调"预防为主"，着重抓好第一级和第二级预防。

职业性疾病可累及各器官、系统，涉及临床医学的各个专科，包括内科、外科、神经科、耳鼻喉科等。所以，需要牢固掌握和充分运用临床多学科的综合知识和技能，做到早期发现，及时诊断，有效治疗，积极康复，还需要掌握就业禁忌、劳动能力鉴定等问题。

工伤的发生特点是，虽然随着接触机会的增多，发生工伤的机会增多，但并不是成比例的，也不存在"接触水平"问题，发生一般是个别的，与恶劣的工作条件、缺乏严格管理、心理和行为因素关系密切，通过改善工作环境，严格规范管理、操作和行为，心理辅导与治疗，加强防护措施，一般可有效控制工伤的发生。

1.3 职业卫生服务与实践

过去一般认为，职业卫生学的研究和服务对象是人群及其所处环境，而临床医学的研究和服务对象是病人个体。随着医学模式的转变，卫生学和临床医学的研究和服务对象有所融合和重叠。对个体、群体和环境的研究，三者并重，并有机结合起来。

1.3.1 职业卫生三级预防原则

职业卫生安全与职业病防治工作，首先是职业卫生、安全监督管理，工作环境职业有害因素控制与治理，安全和健康教育；其次是医疗卫生服务，支持性科学研究、人力资源开发也起着非常重要和不可替代的作用。

职业卫生与职业病防治工作应在某种健康损害出现之前，甚至应当在可能的危害接触发生之前尽快采取行动，使作业环境连续处于监测之中，以便及时消除其中的有害物质或有害因素，来预防职业性病损，包括工伤、职业病和职业有关疾病的出现。职业有害因素的控制和职业性病损的预防是职业卫生工作的重点和核心。

同其他疾病的预防方针一样，职业卫生安全与职业病防治工作应遵循医学的三级预防原则，见表1-1。

表1-1　三级预防的内容和对象

预防原则序列	基本内容	预防对象
一级预防	特异性致病因素的作用	职业人群
二级预防	疾病的早期	职业危害接触人群
三级预防	疾病的晚期（治疗、康复）	职业病人

（1）一级预防。一级预防（primary prevention），又称病因预防，采用有利于职业病的工艺、技术和材料，合理利用职业病防护设施及个人职业病防护用品，减少劳动者职业接触的机会和程度，预防和控制职业危害的发生。针对职业人群而言，一级预防就是让从

业人员根本不接触职业危害因素，即从根本上消除或最大可能地减少职业性伤害因素的接触。

（2）二级预防。二级预防（secondary prevention），又称发病预防，通过对劳动者进行职业健康监护，结合环境中职业有害因素监测，以尽早发现劳动者所遭受的职业危害。为了早发现病损，在一级预防达不到要求时，应尽量做到"三早"预防，即早发现、早诊断、早治疗。

（3）三级预防。三级预防（tertiary prevention），又称临床预防，是对患有职业病和遭受职业伤害的劳动者进行合理的治疗和康复。第三级预防以优良的医疗卫生状况为基础，其作用不仅是治疗病人，也具有预防的意义，可防止伤残，使患者伤而不残，残而不废，进行有效的康复治疗。

第一级预防针对整个的或选择的人群，对健康个人更具重要意义。第一级对人群的健康状态能起根本的作用，第二级和第三级是针对病人的弥补措施，三个级别的预防应相辅相成，合为一体。在执行三级预防过程中，促进健康是最关键的，不过在执行时常常需要政府部门或企业领导制定政策性的预防措施。

职业性疾病和其他疾病一样，除与直接病因有关外，还受到相关潜在因素的影响。个体的健康状况、生活和行为方式、遗传特征等，都可作为相关潜在因素而影响职业性疾病的发生。例如，高血脂增加机体对二硫化碳诱发心血管病损的易感性；吸烟极大地提高石棉接触诱发肺癌的危险性。因此，除三级预防原则外，学者们又提出了旨在控制相关潜在因素的"初始级预防（primordial prevention）"，丰富和补充了综合预防措施。

1.3.2　职业卫生工作的基本内容

职业卫生与职业医学的研究方法包括职业流行病学和职业毒理学。流行病学是预防医学的科学基础，职业流行病学主要研究生产性有害因素的接触造成接触人群病损（包括外伤）的发生及对劳动者的影响，主要用于调查不同劳动者病损发病的情况，探讨疾病的因果联系及影响因素，提供未知职业危害的早期预警征象，测试有害因素接触的人体效应和干预措施的评价。毒理学是研究毒物的学科，职业毒理学的资料可作为评价和管理生产性有害因素的依据，特别是在没有获得人群效应材料时提供潜在危害的资料。除此之外，还包括实验研究方法、统计学方法、卫生工程技术方法等研究方法。

按照三级预防原则，职业性病伤与一般病因或发病过程不明的疾病不同，要想取得良好的预防效益，职业卫生工作的基本内容包括以下内容。

（1）职业卫生安全立法和执法。所有职业卫生安全与职业医学工作，都需要以法律为依据和保证，职业卫生安全的立法和执法是所有其他措施的根本。很多国家都制订了职业卫生安全法规，我国经过几十年的努力，国家和政府各部门共同制定和颁布了与职业卫生和职业病预防有关的法律、法规、条例、标准和规范，基本形成了较完备的法规体系。

（2）职业卫生监督。卫生监督是依法管理的重要手段，它应始于工业生产的设计阶段，延伸至作业场所管理、健康监护制度实施、职业病报告与管理、急性职业性病伤事故应急救援、职业卫生档案建立及管理，以及企业破产、兼并后职业卫生责任归属等诸多方面。按监督实施的阶段，可分为预防性卫生监督和经常性卫生监督两大项。

当前，我国依然实行的是职业安全与卫生多部门分别监管的格局，如图1-2所示。仅就职业卫生监督职能而言，2003年后，职业卫生工作出现了如图1-3所示的职能分工调整。其中，卫生部将职业卫生作为公共卫生的一部分同环境卫生、食品卫生、学校卫生等共同管理，负责职业卫生有关法规标准的制定、建设项目职业卫生的"三同时"、职业卫生技术服务机构的管理和职业健康监护有关的监督管理工作。国家安全生产监管总局主要负责作业场所职业危害申报、作业场所职业危害监督检查、使用有毒物品作业场所职业卫生安全许可证的发放等工作。仅就监督执法而言，每一部门都承担一定的职能，例如：卫生部门承担职业健康监护的监督管理，安全生产监管部门承担作业场所职业卫生的监督检查和职业危害事故的调查处理，人力资源和社会保障部则主要负责工伤保险、童工和女工保护、工时制度等的管理工作等事宜。

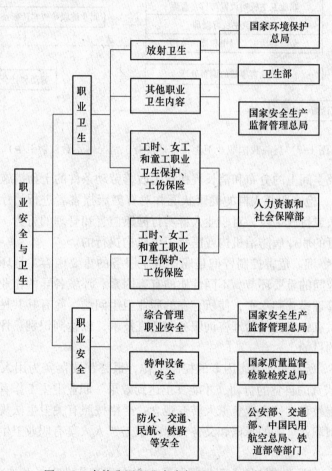

图1-2　当前我国职业安全与职业卫生监管格局

（3）职业卫生服务。根据WHO"人人享有职业健康"的全球策略，国家卫生机构如卫生监督所、职业病防治研究所、疾病预防控制中心等，必须为企业提供良好的、合格的职业卫生服务。其服务内容主要包括作业环境监测、健康监护、危害控制咨询和健康促进。

1）作业环境监测。应用特定仪器和手段，对作业环境中的职业有害因素进行定量或定性的测量，目的在于及时发现和动态掌握作业环境中潜在的有害因素的种类、存在形

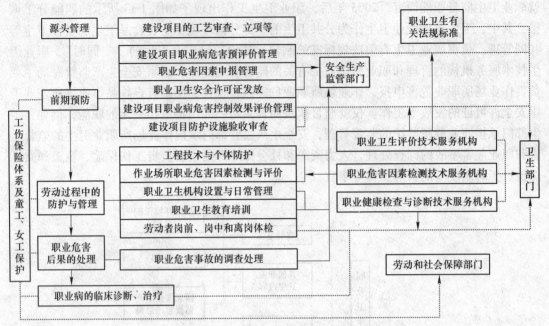

图1-3　当前我国职业卫生工作职能分工情况（不含放射卫生）

式、强度、时间及空间上的分布和消长规律，为改善劳动条件的干预措施提供依据。

2）健康监护。检查职业人群的健康状况并对有健康损害者进行治疗。职业性健康监护是国家通过立法或行政手段，对职业人群实行健康监督和管理的行为。其实施是由省级卫生行政部门认可的职业病防治机构或医疗卫生机构执行的。

3）危害控制咨询。危害控制咨询是职业卫生服务的重要内容，是环境监测、健康监护和采取治理措施间的重要环节。不同性质的有害因素、环境各异的作业条件、管理者千差万别的认识、管理模式和水平，使所存在的职业卫生问题，除有其共性外，均各具特殊性。故应着重提供有针对性的治理咨询服务和适宜技术，以达到识别、评价、预测和控制职业性有害因素的目的。

4）健康促进。所有职业有害因素的控制工作，最终都要落实为用人单位管理者（雇主）和作业者的认真的自觉的行动，才能真正达到效果。职业卫生工作者应加强对企业负责人和职工的宣传教育，使企业负责人转变观念，严格按照有关卫生法规、条例和标准组织生产，履行控制职业危害的承诺和义务，保障职工"人人享有职业卫生和安全"的合法权益。

（4）职业流行病学调查。职业卫生问题是发生在生产作业现场和作业人群中的问题，卫生人员只有经常深入生产实际，进行职业流行病学调查，才能发现和解决问题。职业流行病学是研究与职业有关的疾病在人群中发生、发展和分布的规律，以及制订预防和控制这类疾病的对策和措施的科学。首先，应进行职业卫生现场调查（描述性流行病学调查），及时发现问题。职业性疾病虽有明确病因，但由于存在诸多混杂因素（如有害因素的联合作用、生产原料和工艺过程的改变、个体危险因素、职业流动性等），往往不易找出疾病和有害因素间的联系，更不用说明确因果关系，故应进一步运用流行病学研究，寻找联系，进而明确病因，为预防和控制病因提供科学依据。

（5）开展人员培训和健康促进教育。既要加强职业卫生队伍的培训和建设，又要重视对企业层面的培训，尤其是对企业领导层的培训和教育，让企业负责人充分认识职业卫生工作的重要性，并依法办事。还要通过职业健康促进教育，给广大职工以"知情权"，让他们知道有关职业性有害因素对健康的影响和防护办法，以增强自我保护意识并积极参与危害控制。

贯彻以上措施，是一个系统工程，需要有政府的重视和支持，卫生行政部门、劳动管理部门、医务卫生人员、企业管理者、工程技术人员和广大职工的积极参与和协调，缺一不可，所涉及的每一个人都应把这项工作当做自己不可推卸的责任，任何一个环节出问题，都将影响以上措施的贯彻。政府、卫生行政和劳动管理部门应做好保障，医务卫生人员是进行职业卫生服务的主要专业人员，除基础医学和临床医学知识外，他们还应具备公共卫生和预防医学，尤其是职业卫生和职业医学、环境医学、毒理学、流行病学的概念、知识和技能，还要懂一些卫生工程控制技术和劳动保护知识，应具备一定的协调和组织管理能力。职业卫生机构应吸纳一些工程技术人员从事卫生工程技术。企业负责人、工程技术人员和广大职工既是职业卫生安全工作在生产第一线的具体落实者，也是最大的受益者。所以，各方面应密切配合，要尽量做好第一级预防工作，使劳动者在卫生、安全、满意和高效的环境下工作。由于技术经济水平的原因，现在还不可能完全控制职业病的发生，对于已患病者，应做好第二和第三级预防，促进患者康复，提高生存质量。

1.4　我国职业卫生工作问题分析及未来发展趋势展望

经过几十年的高速发展，我国的综合国力已经大大提升，至今仍然以较高的速度持续进步着。同时，也出现了很多严重的职业卫生问题，随着经济的发展，也将会有更多新的职业卫生问题相继出现，总体而言，我国职业的卫生现状有以下特点。

（1）职业性有害因素分布广、种类多、职业危害转嫁严重。我国是世界上最大的发展中国家，发展很不平衡，许多落后甚至非常落后的产业、生产工艺和产品还大量存在；同时，由于近年来我国一直以前所未有的速度发展，也出现了一大批高科技高水平的产业、生产工艺和产品。所以，我国目前职业性有害因素的特点是种类多，分布广泛，从传统工业，到新兴产业以及第三产业，都存在一定的职业危害。并且危害我国职业人群的职业有害因素仍然以粉尘、化学毒物和某些物理因素为主。尤其是近年多次出现的农民工尘肺群发事件和群体中毒恶性事件，不但严重危害了劳动人民的健康，还对社会造成了恶劣的影响。

全球经济一体化是当今世界发展的主旋律，对有效利用各种国际资源，推动各国经济发展起着重要作用，但是，在经济全球化这一过程中，也不可避免地带来了某些负面效应。其中，发达国家或地区将在本国或地区禁止的原料、生产过程或产品转移到发展中国家或地区进行生产就是一个严重的问题，我们称之为"危害转嫁"。这种现象也发生于国内经营的企业，表现为发达地区向欠发达地区、城市向农村转移危害。

（2）"进城务工人员"和一些特殊人群的职业卫生问题严重。在城市的各个行业里，进城务工人员在有些岗位和行业上已经占了主导地位，例如建筑、煤炭、采矿等。由于这些进城务工人员文化水平较低，往往缺乏正规的培训，导致他们职业卫生和安全知识匮乏，自我防护能力差，因此在这个特殊人群中出现了许多职业卫生问题。随着计划经济向市场经济的转型，用工制度也由终身制变为了合同制，大量临时工、合同工相继出现，由于他们工作时间不定、工种和工作单位频繁变动，其所接触的职业性有害因素也随之变动，其职业卫生的应有保障难以落实，这给他们的晚年生活带来了某些潜在的危险因素，如既往长期接触硅尘者可能发生晚发型硅肺。对这个弱势群体的职业卫生问题，应给予足够关注。

（3）职业紧张和心理障碍发生频率上升。随着高新技术的广泛应用和生产效率的不断提高，现代工业重复、单调、紧张、快节奏、高脑力逐渐成为主要生产方式。职业心理负荷、脑力疲劳加重，就业的激烈竞争使就业人员产生"职业紧张"，以至于诱发紧张有关疾患，甚至"过劳死"，这已经成为职业卫生的突出问题。

（4）职业伤害与职业卫生突发事件频发。职业伤害又称工作伤害，简称工伤，轻者引起缺勤，重者可导致残疾和死亡，是劳动人群中重要的安全和健康问题。职业卫生突发事件是指在特定条件下由于职业性有害因素在短时间内高强度（浓度）地作用于职业人群，而导致的群体性严重健康损害甚至死亡事件。常见的有核电厂泄漏、大型生产事故、瓦斯爆炸等。所以严格预防和控制职业伤害和职业卫生突发事件是职业卫生工作者的重要任务。

（5）职业安全、职业卫生和环境保护融合。以前我国的职业卫生与职业安全是分别由卫生部和国家安全生产监督局管辖的，在教育、科研和管理方面互相独立，不仅存在诸多不便，而且由于资源不能共享，对两方面的工作都带来了负面影响。现如今，我国已将职业安全与职业卫生融为一体，统一由安监部门管理，充分发挥了保障劳动人民生命安全与健康的作用。

1.4.1　我国职业卫生工作存在的问题

（1）职业卫生的概念不清。当前，就工业化国家一般经验来看，职业卫生工作主要指防控劳动过程中各种有害因素对劳动者健康的伤害。在实际工作中，长期以来存在着把"职业卫生"等同于"职业病防治"的含混认识。职业卫生重在减少和消除可能导致职业病的各种有害因素（物理、化学、生物），主要是通过工程技术措施、个体防护和管理等措施，尽量避免或减少职业危害对劳动者的伤害。防治包括预防和治疗。如果从"职业病防治"的概念出发，职业卫生大致上约等于职业病的预防，而职业病的治疗属于医学的范畴。

（2）安全与卫生两法并立。由于职业卫生监管体制不顺，导致了在法律上职业安全、职业卫生分离立法、分割监管的现状。1998年的政府机构改革，原先由劳动部门负责的职业卫生工作内容整体划归卫生部。在卫生部的积极推动下，全国人大常委会于2001年10月27日颁布了《职业病防治法》；2002年6月29日，全国人大常委会颁布了《安全生产法》，形成了目前我国职业安全与职业卫生分离立法、分别规范的现状。由于我国立法以部门推动为主的特点，职业卫生并不包括在《安全生产法》之中，并且《职业病防治法》与《安全生产法》在法律上具有相等的法律位阶。

虽然《职业病防治法》经过2016年的最新修订，对安全生产监督管理部门、卫生行政部门、劳动保障行政部门在职业病防治的监督管理方面的职责进行了规定。但与欧美等发达国家 OSH 统一立法不同，立法层面我国职业安全与职业卫生分别而立的局面依然存在。

（3）职能调整造成管理上脱节和"真空"。由于职业卫生工作体制的反复变化，使职业卫生监管事实上不断弱化。随着我国经济体制改革不断深化、经济总量不断增大，职业危害也呈上升趋势。特别是 2003 年职能调整后，卫生部门失去执法权，不能再到企业进行执法，安监部门由于职能划分不合理，大多数尚未承接此项职能，造成两不管状态，使得职业卫生监管出现"真空"状态，导致目前我国职业危害形势十分严峻。具体表现在以下几个方面。

一是卫生行政部门是法定执法主体，但是按照中编办文件，安监部门负责作业场所的监督检查执法工作，实际造成的是现场监督部门没有执法资格，有执法资格的又不负责监管，有违国家法制和"依法行政"原则。

二是卫生部门负责对新建、扩建、改建项目，技术改造、技术引进项目和建设项目可行性论证阶段职业病危害预评价，负责竣工验收前职业病控制效果评价，造成了卫生部门不管现场监督，无法控制企业；安监部门不管事前监督，无法从源头控制，整个监管工作脱节。

三是安监部门负责作业场所职业卫生现场检测检验的监督管理工作，卫生部门负责承担作业场所职业危害因素检测和检验等职业卫生中介机构的资质认定工作。安监系统没有职业卫生监管体系和技术支撑力量，实际上只有责任，却没有履行职责的保证。

四是卫生系统经过几十年的发展建设，已经形成了由省市县三级职防院所和检验检测等服务机构组成的相对完整的监管体系，有了一定规模的专业技术人员队伍，现在舍弃现成工作力量再由安监系统重新组建，既是浪费资源的重复建设，还要经过相当长时期才能发挥作用。

（4）职业病发病日趋增多。职业病发病日趋增多主要表现在六个方面。第一，我国职业病危害因素分布广泛。从传统工业，到新兴产业以及第三产业，都存在一定的职业病危害，接触职业病危害因素人群数以亿计，职业病防治工作涉及三十多个行业，法定职业病名单达 132 种（含 4 项开放性条款）。接触职业危害人数、职业病患者累计数量、死亡数量及新发病人数量，都居世界首位。第二，我国的职业危害主要以粉尘为主，职业病人以尘肺病为主，占全部职业病的 71%，中毒占 20%，两者占全部职业病的 90%。尘肺病又以煤工尘肺、硅肺最为严重，尘肺病患者中有半数以上为煤工尘肺。第三，职业病所造成的经济损失严重。根据有关部门的粗略估算，每年我国因职业病、工伤事故产生的直接经济损失达 1000 亿元，间接经济损失 2000 亿元。第四，职业性疾患是影响劳动者健康、造成劳动者过早失去劳动能力的主要因素，所波及的后果往往导致恶劣的社会影响。急性职业中毒明显多发，恶性事件有增无减，社会影响大。第五，对职业卫生机构和队伍现状调查表明，我国已经初步形成职业卫生监督与技术服务网络，但依然存在队伍数量少，质量不高；文化素质偏低，现场技术服务人员比例较低以及后备力量不足等问题。第六，对我国职业卫生投入调查表明，各级政府自 1999 年起职业卫生投入呈逐年增加的趋势。但由于基数低，人均职业卫生投入明显不足，与经济发展水平极不适应，造成职业卫生监督与技术服务得不到保证。

（5）职业卫生信息建设滞后，职业病危害监测数据难以反映实际情况。目前，我国已进行研究或开发的职业卫生信息系统大体分为企业或行业职业卫生管理系统、职业卫生政府监管系统和职业卫生技术支撑系统3大类。我国职业卫生信息化建设中存在的问题和不足，主要体现在：一是尚存在企业职业卫生建档率低、内容不全、形式各异等管理问题。这样的结果导致数据资源残缺，直接影响了职业卫生信息的完整性、系统性、准确性和时效性，制约了我国职业卫生监管网络的建设和应用。二是职业卫生信息系统的应用范围比较狭窄，大部分省、市地区尚未建立职业卫生信息系统，而且只有极少数企业采用计算机系统进行企业职业卫生档案管理。三是现有的职业卫生信息系统彼此相互独立，尚未形成真正连接企业和各级职业卫生监管部门的综合网络化的信息系统。四是各信息系统的基础数据结构缺乏系统性和规范性，不同信息系统之间的数据难以交换、共享，管理部门难以对来自不同领域的信息资源进行整合，形成信息孤岛，导致资源的巨大浪费。五是职业卫生信息系统功能比较简单，主要是用于职业危害申报、职业病报告或企业的职业卫生档案管理等，而应用先进的现代化监测、地理信息、职业危害评估、无线传输网络等技术，具有辅助决策支持功能的综合网络化信息系统尚属于空白。

另外，随着职业卫生技术服务市场化，那些经济效益较差、守法意识薄弱的用人单位没有得到监测，难以反映整体实际，乡镇企业已经成为职业卫生监测的空白区。

（6）企业主法律意识不强，中小企业成监管难点。职业病防治工作在危害严重的中小型私营企业里几乎是空白。很多企业不履行法定责任与义务，职业病防治措施不落实，建设项目不安排防尘排毒配套设施，没有防护设施和管理手段，不进行有毒有害作业场所尘毒监测，不向劳动者告知职业危害因素和后果，不组织职工体检，甚至以各种借口拒绝职业卫生执法人员进行执法。

职业病本身具有"潜伏期"和"发病滞后"的特点，加上劳动者流动性大、自我保护意识薄弱，使很多企业得以利用"短期用工"等损害劳动者健康的手段牟利，把危害后果转嫁给劳动者和社会。而且这些企业规模小、数量多、分散面广、开停无常、劳动者流动性大，政府部门管理确有困难。同时，大多数中小企业不与劳动者签订劳动合同，劳动者和职业病患者权益很难得到保证。

（7）工会维权监督有待于加强。由劳动者代表（劳工代表）组成的自我权益维护组织是三方协商机制中的重要一方，在我国主要是指工会组织。随着多种经济体制的发展，一些个体、私营、民营和外资等企业较少设置工会组织或者类似的工人权益维护机构，有些生产经营单位的法定代表人和工会代表同为一人或由其指定，工会自然难以较好发挥维护劳动者合法权益的作用，尤其在履行"群众监督"职责时遇到较多困难。此外，劳动者尤其是中小企业大量农民工自我维权意识薄弱，在缺乏三方协商机制支持的情况下，其合法健康权益的维护也因缺乏有效的监督机制而难以保障。

总之，当前，在职业卫生领域存在的监管体制不顺、三方协商机制不健全、法规标准体系建设滞后与落实不力、职业卫生投入不足与特定经济发展阶段是造成我国当前职业卫生监管工作存在困难的主要原因。

1.4.2　职业卫生的发展趋势展望

（1）职业安全与职业卫生监管一体化。遵循市场经济条件下，职业安全卫生发展的普遍规律，借鉴国外工业发达国家职业安全卫生管理的经验，积极探索与实践职业安全卫生一体化管理模式，是理顺职业卫生监管体制、改善职业卫生监管职能交叉与分割现状的关键。当前，首要是开展职业安全与职业卫生一体化立法研究，结合中国国情况开展职业安全卫生法立法实践探索。

（2）职业病危害因素范围的扩展。当前我国职业有害因素的特点是种类多、范围广，不仅有发展中国家落后生产方式普遍存在的职业病危害因素，还有发达国家存在的高科技、高技术生产带来的新的职业病危害因素。我国的职业卫生工作者，将面对传统的职业病危害因素和不断出现的职业卫生新问题同时并存的局面，除了传统的职业病危害因素外，必须努力应对新的职业卫生问题，所以应该对传统的"识别、评价、预测和控制职业病危害"概念，赋予全新的思路，努力探索前瞻性的控制策略。

（3）职业紧张后果日趋引起关注。在我国目前的作业环境中，除存在化学性、物理性和生物性有害因素外，随着生产自动化程度的日益提高，高新技术的广泛应用，生产效率的不断提高，现代工业重复、单调、紧张、快节奏、高脑力低体力逐渐成为主要生产方式。加之就业的激烈竞争，对就业人员的素质和能力的要求越来越高，由此导致就业状态不稳定、角色更迭和人际冲突，使就业人员产生"职业性紧张"，引起不良的心理行为效应和精神紧张效应，以至于诱发与紧张有关的疾患、职业性紧张综合征，甚至"过劳死"。"富士康员工跳楼事件"就是其中较为典型的案例。

（4）职业卫生与环境卫生融合。科学技术和工农业生产无节制的发展，其所产生的化学和物理性有害因素由作业场所释放到环境中，由"职业病危害因素"变为"环境有害因素"，对环境造成严重的污染和破坏，并成为21世纪人类主要的致病因子。以往那种以职业人群为对象，以单纯职业病危害防控为主要途径，和环境卫生分离，忽略生产过程对环境污染问题的传统职业卫生工作模式，已难以满足科学研究和工农业生产进入高速发展阶段的现代社会的需要。因此，职业卫生工作应与环境卫生工作紧密结合，将严防生产过程对环境可能造成的危害列为自己的职责范围，提倡清洁生产、改善职业环境质量，落实"以人为本，协调、可持续"的发展观，从而使职业卫生工作真正成为工农业生产可持续发展的有力保障。

（5）职业卫生网络信息化。随着计算机网络的迅速发展，建立满足职业病预防、控制所需要的信息管理系统已成为当务之急。通过职业卫生信息管理系统，将职业卫生信息监测纳入国家公共卫生信息监测系统平台，规范职业病危害，规范职业病工作相关疾病的预防、控制、统计工作，使我国职业卫生信息数据与国际接轨并互认。

‖ 知识拓展 ‖

科普：职业病、疑似职业病、职业禁忌证的概念与区别

（1）职业病。

职业病是指用人单位的劳动者在工作中，因接触粉尘、放射性物质和其他有毒、有害物质等因素（职业病危害因素，也可简称为"职业危害"）而引起的疾病。不同的岗位，其职业危害不同，职业病也就不同。

按照我国《中华人民共和国职业病防治法》的规定，法定职业病必须同时具备这四个条件：

1）患者必须有明确的用人单位；

2）患者所患的疾病必须是在从事这个职业中产生的；

3）患者疾病必须是因接触与他岗位对应的职业病危害因素引起的；

4）患者所患的疾病必须属于国家规定的职业病范围（《职业病分类和目录》）。

职业病病人待遇：根据我国规定，用人单位应安排职业病病人进行治疗、康复和定期检查。职业病病人依法享有工伤保险待遇，并可以向用人单位提出赔偿要求。如该病人不曾参加工伤社会保险，则其医疗和生活保障由该病人的最后一个用人单位承担；如果该用人单位能够证明该职业病是先前用人单位的职业病危害造成的，则由先前的用人单位承担。

（2）疑似职业病。

疑似职业病是指有类似职业病的症状，但还未确认为职业病的疾病，与职业病概念相对应。

疑似职业病病人待遇：在疑似职业病病人诊断或医学观察期间，不得解除或者终止与其签订的劳动合同，并且费用由用人单位承担。（补充：费用包括健康损害体检费用、诊断性治疗费用及住院费、工作场所职业流行病学调查费用、实验室检查费用等。）

（3）职业禁忌证。

这里要提一下"禁忌症"这个词，这是错误的写法，早在 2009 年的国家标准 GBZ/T 157—2009《职业病诊断名词术语》里已经明确改为"职业禁忌证（occupational contraindication）"了。

职业禁忌证是指劳动者从事某种职业时，因接触与该职业相应的职业病危害时，比其他从业人员更容易受到该职业的职业病危害带来的身体伤害，更容易患上职业或者可能导致原有疾病病情加重等个人特殊身体状态。

职业禁忌证是相对职业病而言的，不同的职业病所对应的职业禁忌证也不一样。

（4）职业病、疑似职业病、职业禁忌证的区别。

在体检的时候，如果检查发现你有职业禁忌证，就说明你不能继续从事这个作业岗位了，可以根据身体情况调换到其他岗位，或你所在的岗位作业环境发生改变后不再构成职业危害，就可以继续在这个岗位工作。举个例子，如果检查出来有噪声作业职业禁忌证，你就不能从事噪声岗位了，需要调换到其他岗位；但是如果单位更换了新设备，降低了分贝，并使这个岗位的工作环境不再构成噪声危害，你就可以继续在这个岗位工作。

当发现身体患有与所在岗位相关的职业病症状时，就可以说是患有疑似职业病了。这时候就要去做体检、诊断与治疗、鉴定等，直到政府机构（有资质的卫生局）鉴定为职业病，病人才能确认为职业病病人，才能依法享有职业病病人待遇。

习题与思考题

1-1　试分析职业安全、职业卫生与职业健康的关系。

1-2　试结合职业安全与健康管理体系，谈谈职业安全与职业卫生工作统一管理的意义。

2 职业性心理与生理特征

人在生产劳动过程中，受到劳动强度、职业种类、作业姿势、个体差异等因素的影响，同时机体通过神经-体液的调节和适应，不仅完成了作业，而且还可促进健康。但若劳动负荷过大、作业时间过长、劳动制度或分配不合理及作业环境条件太差，以致人体不能适应或耐受时，造成生理和心理过度紧张，从而使作业能力下降，甚至损害健康。为了达到保护和促进健康、提高劳动生产率的目的，相继形成了劳动生理学（work physiology）、劳动心理学（industrial psychology）和人类工效学（ergonomics）三门既独立又有关联的学科。劳动生理学研究一定劳动条件下的器官和系统的功能；劳动心理学研究人的劳动行为与劳动条件之间的关系；人类工效学是根据人的心理、生理和身体结构等因素，研究人、机械、环境相互间的合理关系。

2.1　劳动中的生理变化与适应

2.1.1　体力劳动中的生理变化与适应

2.1.1.1　体力劳动时的能量代谢

人类的劳动是脑力劳动与体力劳动相结合进行的，由于骨骼肌约占体重的40%，故以其活动为主的体力劳动消耗的能量较大。在一般营养条件下，一个人每天摄入约20000kJ的能量，除基础代谢（约8000kJ）及业余活动等所需能量外，剩余供劳动消耗的能量约为10000kJ。

A　肌肉活动的能量来源

三磷酸腺苷（ATP）是供给肌肉收缩活动的直接能量来源，由肌细胞中的ATP迅速分解提供的，并由磷酸肌酸（CP）及时分解补充，称ATP-CP系列。

肌肉中CP的浓度约为ATP的5倍，但储量甚微，只能供肌肉活动几秒至1min。故需从糖类、脂肪和蛋白质分解来提供再合成ATP的能量。正常情况，一般不动用蛋白质。中等强度肌肉活动，ATP以中速分解，糖和脂肪通过氧化磷酸化过程提供能量来合成ATP；在开始阶段利用的糖类较多，但随着活动时间的延长，利用脂肪的比例增大，脂肪即成为主要的能源。该过程需要氧的参与才能进行，故称需氧系列。此时，1mol葡萄糖或脂肪能相应地形成38mol或130mol ATP，能使活动经济持久地进行。在大强度活动时，ATP分解非常迅速，需氧系列受到供氧能力的限制，形成ATP的速度不能满足肌肉活动的需要。此时，需靠无氧糖酵解产生乳酸的方式来提供能量，称乳酸系列。1分子葡萄糖经糖酵解只能生成2分子ATP，但速度较需氧系列快32倍，故能迅速提供较多的ATP供肌肉活动之用。其缺点是需动用大量的葡萄糖，产生的乳酸有致疲劳性，故不经济，也不能持久。肌肉活动的能量来源见表2-1。

表 2-1 肌肉能量供应系统的一般特性

	ATP-CP 系列	乳酸系列	需氧系列
氧	无氧	无氧	需氧
速度	非常迅速	迅速	较慢
能源	CP，储量有限	糖原，产生的乳酸有致疲劳性	糖原、脂肪及蛋白质，不产生致疲劳性副产物
产生 ATP	很少	有限	几乎不受限制
劳动类型	任何劳动，包括短暂的极重劳动	短期重及很重的劳动	长期轻及中等劳动

B 作业时氧消耗动态变化

劳动时人体所需要的氧量取决于劳动强度，强度越大，需氧量也越多。劳动 1min 所需要的氧量称为氧需（oxygen demand）。氧需能否得到满足主要取决于循环系统的功能，其次为呼吸系统的功能。血液在 1min 内能供应的最大氧量称为氧上限（maximum oxygen uptake），成年人的氧上限一般不超过 3L，有锻炼者可达 4L 多。在作业开始 2~3min 内，呼吸和循环系统的活动尚不能满足氧需，肌内活动所需的能量是在缺氧条件下产生的。氧需和实际供氧不足的量称为氧债（oxygen debt）。其后，当呼吸和循环系统的活动逐渐加强，氧的供应得到满足，即进入稳定状态（steady state）下工作，这样作业一般能维持较长的时间。若劳动强度较大，氧需超过氧上限，机体处于供氧不足的状态下工作，肌肉内的储能物质（主要指糖原）迅速消耗，作业就不能持久。作业停止后的一段时间内，机体需要继续消耗比安静时更多的氧以偿清氧债：非乳酸氧债即恢复 ATP、CP、血红蛋白、肌红蛋白等所需的氧，可在 2~3min 内得到补偿；而乳酸氧债则需较长时间才能得到完全补偿。有时部分氧债也可在作业的稳定状态期间得到补偿。恢复期一般需几分钟至十几分钟，也可长达 1h 以上。

C 体力劳动的能消耗量与劳动强度分级

作业时的能消耗量是全身各器官系统活动能消耗量的总和。由于最紧张的脑力劳动能消耗量不会超过基础代谢的 10%，而肌肉活动的能消耗量却可达基础代谢的 10~25 倍，故传统上用能量消耗或心率来划分劳动强度（intensity of work），它只适用于以体力劳动为主的作业，一般分为三级：

（1）中等强度作业。作业时氧需不超过氧上限，即在稳定状态下进行的作业。我国目前的工农业劳动多属此类中等强度作业。

（2）大强度作业。指氧需超过了氧上限，即在氧债大量蓄积的条件下进行的作业，一般只能持续进行数分钟至十余分钟，如重件手工锻打、爬坡搬运重物等。

（3）极大强度作业。完全在无氧条件下进行的作业，此时的氧债几乎等于氧需。例如短跑和游泳比赛。这种剧烈活动只能持续很短时间，一般不超过 2min。

我国已颁布标准 GB 3869—83《体力劳动强度分级》，现行标准为 GB 3869—1997。它是根据对 262 个工种工人的劳动工时、能量代谢和疲劳感等指标之间的关系进行调查分析后，提出按劳动强度指数来划分体力劳动强度（见表 2-2）。

表 2-2 体力劳动强度分级

劳动强度级别	劳动强度指数	劳动强度级别	劳动强度指数
I	≤15	III	-25
II	-20	IV	>25

D 劳动负荷的适宜水平

适度的负荷是完成工作任务甚至是人体健康所必需的，劳动负荷评价的目的并不是消除它，而是把它维持在一个适宜的水平，有时也称负荷的安全限值或安全范围。劳动负荷的适宜水平可理解为在该负荷下能够连续劳动 8h，不至于疲劳，长期劳动时也不损害健康的卫生限值。一般认为劳动负荷的适宜水平约为最大摄氧量的 1/3。未经训练的男子和妇女其最大摄氧量分别为 3.3L/min 和 2.3L/min，因此适宜负荷水平约为 1.1L/min 和 0.8L/min 耗氧量，以能量代谢计则分别为 17kJ/min 和 12kJ/min。以劳动心率表示适宜负荷水平，应不超过安静时的 40 次/min。现在已经形成共识，劳动负荷过高或过低都不好；负荷过高会降低作业的质量和水平、引起疲劳甚至损害健康，过低又会降低作业者的警觉性，使其感到单调、无兴趣，也影响作业，对于体力和脑力劳动均如此，故负荷应保持在一个适宜的水平。显然，适宜负荷可作为劳动负荷评价的依据。

2.1.1.2 静力作业

静力作业（static work）又叫静态作业，主要依靠肌肉等长性收缩来维持体位，使躯体和四肢关节保持不动所进行的作业。从物理学的观点看，静态作业时人并没有做功。参与作业的肌群可以是大肌群也可以是小肌群，数量也不定。张力在最大随意收缩的 15%～20% 以下时，心血管反应能克服肌张力对血管的压力，满足局部能源供应和清除代谢产物的需要，这种静力作业即可维持较长时间。但静力作业时肌张力往往超过该水平，造成局部肌肉缺氧、乳酸堆积易引起疼痛和疲劳，故又称为致疲劳性等长收缩。以最大肌张力收缩进行的作业只能维持数秒钟。

静力作业的特点是能量消耗水平不高，氧需通常不超过 1L/min，但局部肌肉很容易疲劳甚至损伤。静态作业停止后数分钟内，氧消耗可先升高再逐渐下降到原水平。这是由于肌肉在缺氧条件下工作，无氧糖酵解产物乳酸等不能及时清除而积聚起来形成氧债。当作业停止后，血流畅通，立刻开始补偿氧债，故呈现出氧消耗反而升高的现象。此外，也可能在于中枢兴奋灶的变动对能量代谢的影响。

与静力作业相反，动力或动态作业（dynamic work）则在保持肌张力不变—等张性收缩的情况下，经肌肉交替收缩和舒张，运用关节活动来进行的作业。由于肌肉交替地收缩与舒张（唧筒作用），使其血液灌流充分而不易疲劳，这一类作业能够维持较长时间。从物理学意义上，它是做功的劳动。

2.1.1.3 机体的调节与适应

在体力劳动过程中，机体通过神经—体液的调节来实现能量供应和各器官系统之间的协调，以适应生产劳动的需要。劳动时机体的调节和适应性变动如下。

（1）神经系统。劳动时的每一有目的的动作，既取决于中枢神经系统的调节作用，特别是大脑皮层内形成的意志活动——主观能动性；又取决于从机体内外感受器所传入的多种神经冲动，在大脑皮层内整合，形成一时性共济联系来调节各器官系统（coordination），以适应作业活动。当长期从事某一作业活动时，通过复合条件反射逐渐形成该项作业的动力定型，各器官系统相互配合得更为协调、反应更迅速、能耗较节省、作业更轻松。长期脱离某项作业，可使该项动力定型消退。此外，体力劳动还能影响感觉器官的功能，重作业能引起视觉和皮肤感觉时值的延长，作业后数十分钟才能恢复。

（2）心血管系统。心血管系统在作业开始前后发生的适应性变动表现在心率、血压和血液再分配。

心率在作业开始前 1min 常稍增加，作业开始 30～40s 内迅速增加，经 4～5min 达到与劳动强度相应的稳定水平。作业时心脏每搏与每分输出量均增加，无锻炼的人主要靠心跳频率的增加；有锻炼的人则靠每搏输出量的增加。有的人每搏输出量可达 150～200mL，每分输出量可达 35L。对一般人来说，当心率未超过其安静时的 40 次时，则能胜任该项工作。作业停止后，心率可在几秒至 15s 后迅速减少，然后再缓慢恢复至原水平。恢复期的长短随劳动强度、工间暂歇、环境条件和健康状况而异，此可作为心血管系统能否适应该作业的标志。

血压作业时收缩压即上升，劳动强度大的作业能使血压上升 8.00～10.67kPa（60～80mmHg）。舒张压不变或稍上升，致使脉压变大。当脉压逐渐增大或维持不变时，体力劳动可继续有效地进行；但若持续进行紧张劳动，脉压可因收缩压下降或舒张压上升，或两者同时变动而下降；当脉压小于其最大值的一半时，则表示疲劳和糖原储备接近衰竭。作业停止后血压迅速下降，一般能在 5min 内恢复正常。但大强度作业后，收缩压可降至低于作业前的水平，30～60min 后才恢复正常。血压的恢复比心率快。

血液再分配体力劳动时，通过神经反射使内脏、皮肤等处的小动脉收缩，流经该处的血量明显减少；而代谢产物乳酸和 CO_2 却使肌肉的小动脉扩张，使流入肌肉和心肌的血液量大增，流入脑的血液量则维持不变或稍增多。血液成分正常人在安静状态时血糖含量为 5.6mmol/L，劳动期间血糖浓度一般很少变动。若劳动强度过高，持续时间过长，则可出现血糖降低，当降至正常含量一半时，即表示糖原储备耗竭而不能继续劳动。血乳酸在安静状态下约为 1mmol/L，极重体力劳动时可达 15mmol/L。中等强度和重度体力劳动时分别为 2.3mmol/L 和 4.0mmol/L，血乳酸含量变动很大，它取决于无氧代谢乳酸的产量及其清除速率。

（3）呼吸系统。作业时，呼吸次数随体力劳动强度而增加，重劳动可达 30～40 次/min。肺通气量可由安静时的 6～8L/min 增至 40～120L/min 或更高。有锻炼者主要靠增加肺活量来适应；缺乏锻炼者则靠增加呼吸次数来维持。静力作业时，呼吸浅而慢；疲劳时，呼吸变浅且快，但都不能保证氧的供应。停止劳动后，呼吸节奏的恢复较心率、血压快。

（4）排泄系统。肾脏由于内脏的血管收缩、汗液分泌增加、血浆中水分减少等，体力劳动时及其后一段时间内尿量可减少 50%～90%。尿液成分的变动较大，乳酸含量可从每小时 20mg 增至 100～1300mg，以维持体内酸碱平衡。汗腺排汗具有调节体温与排泄的双重功能。体力劳动时，汗中乳酸含量增多。

（5）体温。体力劳动时体温有所上升，以利于全身各器官系统活动的进行，但不应超过安静时的 1℃；否则人体不能适应，劳动不能持久进行。

2.1.2 脑力劳动中的生理变化与适应

2.1.2.1 脑力劳动的生理特点

脑力劳动（mental work）的概念比较模糊，难以确切定义。一般认为凡以脑力活动为主的作业即为脑力劳动，它是与以体力劳动为主的作业相对而言的。脑力劳动也称信息性劳动，其明显的特点在于通过感觉器官感受信息，经中枢神经系统加工处理信息，然后通过多种形式转化和输出信息。脑力劳动多是非重复性的，互不相同的，而且几乎没有明显条例可循。其工作是抽象的或以抽象为主的，并具有创造性。例如，科学研究、教学活动、技术革新和文艺创作中产生新思想，找到新答案，发明和发现新事物等。

脑的氧代谢较其他器官高，安静时约为等量肌肉所需氧量的15~20倍，占成年人体总耗氧量的10%；睡眠时则减少。由于脑的质量不超过体重的2%~5%，醒觉时已处于高度活动状态，故即使是最紧张的脑力劳动，全身能消耗量的增高也不致超过基础代谢的10%。葡萄糖是脑细胞活动的最重要能源，平时90%的能量都靠糖分解来提供。但脑细胞中储存的糖原甚微，只够活动几分钟之用，主要靠血液送来的葡萄糖通过氧化磷酸化过程来提供能量。因此，脑组织对缺氧、缺血非常敏感。但总摄氧量增高并不能使脑力劳动效率提高。

特别紧张的脑力劳动常使心率加快、血压上升、呼吸稍快、脑部充血，而四肢和内脏血液则减少。

脑力劳动时，血糖一般变化不大或稍增多；尿量及其成分也无多大变化，仅在极度紧张的脑力劳动时，尿中磷酸盐的含量有所增加；对排汗的量与质以及体温均无明显的影响。

近来研究发现，瞳孔直径大小与脑力工作时注意力的高低有关，工作负荷越高，瞳孔直径也就越大。

2.1.2.2 脑力劳动的职业卫生要求

与体力劳动一样，脑力劳动系统包括劳动者、劳动工具、工作任务、工作环境和工作组织制度等条件和要素，对脑力劳动的职业卫生要求可以据此加以考虑。例如，工作场所应保持安静，噪声不应超过45dB。室内光线应明亮，人工照明应有足够亮度，一般应为500lx，制图等精细工作为1000lx，老年人工作时对亮度的需求要高得多，比年轻人约高5倍。室内温度以至适温度为宜，我国相应标准规定为夏季24~28℃，冬季19~22℃（现行标准GB/T 5701—2008《室内热环境条件》）。工作空间、桌椅应符合国人身体尺寸和工效学的要求。

脑力劳动的主要任务是加工处理信息，职业卫生上对其又有一些特殊要求。例如，荧光屏显示字符信息，对字体大小和符号对比度有专门规定：视距500mm时，字体高度最小为2.6mm；视距超过500mm时，字体高度=视距/190；字间距大约是字高度的70%，至少50%以上。符号对比度指的是符号与其背景的光强度比，新式荧光屏采用犹如白纸黑字的"正显示"，即亮背景暗字。符号光强度对比应在1:3和1:5之间。

此外，脑力劳动者应该注意改进记忆和思考的方式方法。还应该注意合理营养，体育锻炼、工间休息以维护脑力，防止过劳。

2.2 作业类型和劳动负荷的评价

2.2.1 劳动类型

职业活动中，有不同的劳动类型和作业类型，负荷程度各不相同。劳动中适当负荷对完成工作和身体健康都是需要的。劳动负荷的评价是值得研究的，这里先要了解什么是劳动类型和作业类型。

工农业生产劳动过程中，按劳动类型传统上分为脑力劳动和体力劳动两类，也有分为三类的，即脑力劳动、体力劳动和脑体混合劳动。这些分类是相对的，每种劳动类型都难以准确定义，一般认为以脑力劳动为主的作业称为脑力劳动（mental work），这是与以体力劳动（physical work）为主的作业相对而言的。脑体混合劳动（mixed mental and physical work），指的是脑体结合的作业，如驾驶员、护士、操作半自动化机器的人员等劳动者的作业。劳动类型间不能截然分割，因为任何劳动都有脑力和体力的参与。各类型间不仅是有机联系的，而且各类劳动者互为转化。例如，随着科学的迅猛发展和社会的进步，职业活动中许多繁重的体力劳动正逐步被机器或智能化机器所取代，体力劳动的比重和强度均不断降低，因而脑力劳动者不断增加。

2.2.2 作业类型

根据劳动生理学研究，可将作业类型分为静力作业和动力作业。

（1）静力作业（static work）。静力作业又称为静态作业，即主要依靠肌肉的等长性收缩来维持一定的体位，使躯体和四肢关节保持不动时所进行的作业。

在劳动过程中，静力成分所占的比重与劳动姿势（支持重物、把持工具、紧压加工物件等）和操作的技巧、熟练程度有关。任何作业都含有静力成分，它可随劳动姿势的改变、操作的熟练和工具的革新而减少。有研究表明，当等长性收缩的肌张力在最大随意收缩的 15%~20% 以下时，不管此时参与的肌肉有多少，只要收缩的张力是相对稳定的，这种静力作业即可维持较长的时间。但当肌张力超过该水平时则易疲劳，故称为致疲劳性等长收缩，以最大肌张力收缩时则只要维持几秒至几分钟。此时，虽然心血管反应加强，心率、心排出量和舒张压、收缩压均增高，但却不能克服肌张力对局部血管产生的压力，故不能维持收缩肌肉中的稳定血流，甚至使其中断而造成局部肌肉缺氧、乳酸堆积并引起疼痛。

静力作业的特征是能耗水平不高但却很容易疲劳。静力作业是即使用最大随意收缩的肌张力进行劳动，氧需也达不到氧上限，通常 1min 不超过 1L；但在作业停止后数分钟内，氧消耗不仅不像动力作业那样迅速下降，反而先升高后再逐渐下降到原水平。

（2）动力作业或动态作业（dynamic work）。动态作业主要是肌肉收缩时肌张力保持不变——等张收缩，运用关节的活动来进行的作业。动态作业的特点是肌肉交替地收缩与舒张，血液灌流充分，故不易疲劳。

脑力劳动作业状态形式大体与体力劳动类似。有研究表明工作开始有一个警示期。这时心率加快，血压稍上升。接着是抗衡期，即机体与紧张源对抗或适应。如果长时期对抗或适应。如果长时期抗衡，则出现衰竭期，机体出现疲劳。工作能力下降，甚至衰竭。

2.2.3 劳动负荷评价

2.2.3.1 基本概念

劳动系统（work system）是指一些个别对象和元素的整合，这些对象和元素相互之间是有联系的。劳动系统包括劳动对象、劳动工具和劳动环境。劳动对象以物质为主，如以信息为主、以人或动植物为主或以能量管理为主的对象，劳动工具，如设备、各类工具，劳动环境，如理化环境、组织机构和社会环境等。个体特征（personal characteristics），如个体年龄、性别、性格、文化等背景。适宜水平指连续劳动 8h，不产生过劳，长期劳动不会提高健康的卫生限值。

2.2.3.2 劳动负荷评价

体力劳动作业的负荷可通过测定单位作业时间内产品的质与量来评定，也可通过劳动者某些生理指标（心率、耐力、血乳酸等）的变动情况来衡量。而个体差异、环境条件、劳动强度等均可能影响作业能力的负荷动态。

（1）客观方法。如劳动能量代谢率适合于体力劳动动态作业；心率是一项传统指标；肌电图可测得肌电电压，称为肌电活性，它与负荷存在一定关系，故用以评价静动态作业负荷；其余还有血乳酸、耐力、体温等作为评价指标。脑力劳动负荷评价研究不多。近年来提出了一些评价方法，如瞳孔测量术、瞳孔直径增大反应负荷；心率变异性，反应幅度降低和潜伏期延长等。

（2）主观方法。无论体力或位力劳动负荷，主观评价是需要的。因为有些感受是不能测定的，如满意度、人际关系、心里难受、疼痛或紧张程度、情绪变化等，必须用自评量表方法。

（3）观察询问方法。观察询问的方法是调查者在现场跟班进行仔细观察和询问不能在现场观察的内容。此法既有定性也能定量分析，脑力劳动、体力劳动、静态作业均可同时分析，是一个全面评价的方法，如 AET、OWAS 等。

2.3 职业性心理紧张与疲劳

紧张（stress）是外加因素（或需求）对躯体和情感的刺激（stimuli）。紧张一词已用于多个领域，如工程学上称为应力，将其定义为外部的（环境的）影响特征，并提出应力阈值；生理学上的称为应激，着重于个体对外部因素刺激的生物学反应；当用以描述不良的职业心理学因素时，可以简要地解释为在某种职业条件下，客观要求与个人适应能力之间的失衡所带来的心理和生理压力；作为整体概念理解，指人们在工作和相关的社会、家庭生活环境中的综合体验。职业紧张（occupational stress）或工作紧张（work stress）是个体特征与职业（环境）因素相互作用，导致工作需求超过个体应对能力而发生的紧张反应。

2.3.1 职业性心理紧张及其致因因素

2.3.1.1 作业时的心理变动

在劳动过程中，劳动者的心理状态也在发生变动。劳动心理状态可按持续时间、某方面心理占优势、心理紧张程度来划分。从对健康的影响来看，按紧张程度来划分最为重要和适用。适度的职业性紧张（occupational stress）是作业活动过程中的正常心理状态。此时，劳动者的自我感觉良好，能自信而稳定地进行工作，效率与效果均较好。但在不良的劳动条件下进行作业时，要求劳动者的身心处于高度紧张状态，久之会造成不良后果。

2.3.1.2　职业紧张及其表现

A　紧张的概念

紧张因素（stressor）是使劳动者产生心理紧张的环境事物或条件。

紧张（stress）是在客观需求与主观反应能力之间的一种失衡，它可引起功能性紊乱。

紧张反应（strain or stress reaction）指紧张引起的短期生理、心理或行为表现。

调节因素（modifier）指影响紧张反应的个体特性或环境因素。

B　职业性紧张的模式

在劳动过程中，形成紧张的动因模式有：人－环境相适应模式和工作需求－控制模式。两者都是基于环境与人之间的不平衡而产生紧张的概念发展起来的。前者着重强调主观的人（指人的动机与才能）与主观的环境（感受到的供给与要求）之间不能很好地相适应时，就会引起种种紧张反应。后者则强调紧张反应是工作需求与劳动者自主（控制）之间的不平衡所引起的。根据该两模式，当个人的主观动机或愿望与客观环境所能提供的满足有差距，而个人又无力控制更改时，就会造成社会心理紧张（psycho-social stresses），即职业性紧张。

2.3.1.3　劳动场所中的紧张致因因素

（1）工作组织上的紧张因素包括工作时间与进展不当和工作的客观整体结构上存在问题，如加班加点，按机械速率操作（time pacing）的单调重复性工作，按产品计件付酬的工作，轮班制等。

（2）工作量这方面的紧张因素有三种情况：1）工作量上超负荷；2）工作质量上负荷不足如工作要求低、内容少，缺乏刺激性变动；3）缺乏控制，尤其是进度和工作方法上，如在工业装配线上工作，劳动者不能主动加以控制，就会同时感到工作量上超负荷和质上负荷不足，而致心理紧张。

（3）工作经历职业不稳定性本身就是紧张因素。退休也是一种变动，如退休后的福利、待遇和社会活动安排不能令人满意也会成为紧张事件。

（4）劳动条件在通风照明不良、噪声强度大、工作空间狭窄拥挤、环境脏乱差、存在其他有毒有害因素或在有生命危险的环境（矿井、火灾现场等）中工作等都是紧张因素。

（5）组织关系工作中得不到信任与支持，缺乏自主权；个人所负责任重大，尤其是要对他人的生命负责；存在竞争与对抗；人际关系差；缺乏信息交流；参与管理和决策的机会少等都是紧张的来源。

2.3.2　职业性疲劳

目前认为疲劳（fatigue）是体力和脑力工作效能暂时的减弱，经适当休息又可恢复，它取决于工作时负荷的强度、持续时间和分布类型。疲劳也可理解为一种状态：原来可轻松完成的工作，现在却感到要花费很大精力才能应付，且取得的成果却越来越小。

还有疲劳样状态（fatigue-like states），它是由工作或环境因素变动太小所致个体的应激状态，包括单调乏味、警觉性降低和厌烦。工作或环境因素变化后，疲劳样状态可迅速消失。

疲劳也可看做是机体的正常生理反应，起预防机体过劳（overstrain）的警告作用。

2.3.3 职业紧张的控制与干预

预防职业紧张首先应探寻和确定紧张源，可从个人和组织两个方面采取干预措施。对个体应增强应对资源，对组织则努力消除紧张源。但无论从哪方面干预，都需要采取综合性措施。

（1）增强个体应对资源。个体应对资源是指能增强个体应对能力的因素。研究得较多的应对资源因素是社会支持。社会支持主要表现在：1）情感支持，人们遇到困难时可从朋友那里得到安慰；2）社会的整体性，使人们感到自己是社会的一员，他们有共同的关心；3）社会支持是切实的、明确的，如在经济上、工具或任务互助等；4）社会信息，可获得有关任务的信息，从而获得指导和帮助；5）相互尊重和帮助，体现在技术和能力方面得到承认和尊重；6）社会支持具有缓冲作用。

（2）增强应对反应。应对反应是个体对职业紧张源刺激的反应活动。应对反应可分为三个类型：1）改变紧张状态的应对反应，即改变或修改紧张状态的反应；2）改变紧张状态的含义的应对反应，如自感工资待遇并不高，但做该项工作却很有意义，这就可使发生紧张程度降低，甚至不发生；3）改变已发生紧张后果的应对反应．如尽量克制、忍耐、回避或抒发情感等，以将紧张状态的负面影响降至最低程度。

（3）组织措施。组织应在工作方式和劳动组织结构的设计和安排上尽可能符合卫生学要求，以满足作业者心理需求，提高自主性和责任感，促进职业意识，充分发挥职业技能。

（4）培训和教育。为增强个体与职业环境的适应能力，应充分了解个体特征，针对不同情况进行职业指导或就业技术培训，帮助其克服物质、精神和社会上的困难或障碍，鼓励个体主动适应或调节职业环境，创造条件以改善人与环境的协调性。

（5）国家立法。从立法上明确生产技术、劳动组织、工作时间和福利待遇等制度都应充分有利于促进生产，减少或避免个体产生心理、生理负面影响，从制度上保证个体获得职业安全与卫生的依据、自主决策权力，得到承认和尊重以及主人翁态度参加生产计划、民主管理等。

（6）健康促进。开展健康教育和健康促进活动，增强个体应对职业紧张的能力。

2.4 劳动中的相关疾患及其预防

生产劳动过程中，由于各种原因，有时需要劳动者长时间保持某种特定的姿势或处于一种强迫体位，也可能由于劳动负荷过大或节奏过快等原因，引起机体某些部位的损伤或疾病。此外，牵拉、压迫或摩擦等原因，也可使机体某些器官或组织发生功能性或器质性变化，甚至形成职业性疾患。

2.4.1　强制体位引起的疾患

生产劳动中，体力劳动负荷过高，长时间保持一定的体位和姿势，或频繁地活动，这些均造成个别器官系统处于过度生理紧张（physiological strain）状态。身体某些部位长期遭受张力、压迫、牵引、扭转、摩擦等机械性作用可发生功能性和器质性变化，甚至形成职业蓄积性损伤或疾患（occupational cumulative trauma or disorders）。

（1）职业性肌肉骨骼疾患。一般认为，肌肉骨骼疾患（musculoskeletal disorder）是一类与工作有关的疾病。它包括肌肉骨骼系统各个部位的损伤性疾患，其名称很多，尚无统一的说法。对于腰背部的疼痛和疾患，一般称之为腰背痛或下背痛（low-back pain）。对上肢和颈肩部疾患，称为职业性颈臂疾患（occupational cervicobrachial disorder），有的称为反复紧张性损伤，上肢累积性损伤疾患，以及职业性过度使用综合征等。临床上，我国对此类疾患常诊断为腰肌劳损，椎间盘脱出和网球肘等。职业流行病学常称它为某个部位的疾患或疼痛，根据其研究和发展趋势，基本上可分为颈肩疾患和腰背痛两大类。现场调查表明，肌肉骨骼疾患影响到半数以上的职业人群，成为职工因病缺勤的主要原因。因此，国际劳工组织、美国和德国等先后承认它为职业病。

肌肉骨骼疾患的发病机制并不十分清楚，一般认为，反复长期的机械性负荷可导致脊柱、肌肉、肌腱、血管和神经末梢的损伤、炎症和退变。其主要临床症状为疼痛和身体活动受限，疼痛多为酸痛和胀痛，疼痛的强度从群体上看要甚于肿瘤，对人生活能力的影响也比肿瘤病人更为严重。因此，不难理解为什么肌肉骨骼疾患影响工人劳动力。

与其他工作有关疾病一样，肌肉骨骼疾患是一类多病因的疾患。其致病危险因素包括职业和个体两方面的多种因素。多认为肌肉骨骼疾患与职业有关。近几年采用先进技术量化劳动姿势负荷，肯定它是颈肩和腰背痛的致病因素；接触振动尤其全身性振动明显导致腰椎的损伤和退变。个体危险因素中，年龄因素最为肯定，症状发生的最高频率在35～55岁之间，因病缺勤和症状持续时间则随年龄增长而增加和延长；腰椎耐受压力随年龄增长而迅速下降，老年人其腰椎耐受压力仅为年轻人的50%；腰部是否受过伤也是腰背痛的一个重要危险因素。其他因素如性别、吸烟、社会心理等则不够明确。

（2）个别组织器官疾患除肌肉骨骼系统的疾患外，机械性负荷的长期作用还可引起个别组织器官的疾患，例如，胼胝、滑囊炎、掌挛缩病，还有视觉器官紧张所致疾患、发音器官过度紧张所致疾患等。

1）胼胝。身体与生产工具或其他物体经常接触，因为摩擦和压迫，使局部皮肤反复充血，表皮增生及角化，形成胼胝（callus）或胼胝化（callosity）。胼胝范围小且厚，界限清楚，反之则为胼胝化。胼胝和胼胝化最常见的部位是手部，其次是足。这种病变一般不影响作业，甚至还具有一定的保护作用，但如果数量多或面积大，会使活动受限，感觉灵敏度降低，影响正常功能。如果发生感染，出现炎症，则会影响身体健康。

2）滑囊炎。许多种工种可发生滑囊炎（bursitis）。跪着工作可致膝前滑囊炎；肩挑重物在锁骨或上臂部位能引起滑囊炎；需要大力挥手动作的有时在肱骨头处，偶尔在肩胛骨上方出现滑囊炎。我国已将煤矿井下工人滑囊炎列入职业病名单。

3）视觉与发音器官疾患。视觉和发音器官过度使用所致，如排字工、校对员、钟表工等在视力极度紧张的工作后，往往出现眼痛、充血、流泪、视力下降、光幻觉和头痛等。此外，高度近视者，有时还能发生黄斑性脉络视网膜炎，甚至视网膜剥离。歌唱家、教师等的发音器官职业病有两类：一类为功能性发音障碍，症状为开始发音后不久迅速陷于疲劳、声音嘶哑、失调及失声症。另一类为器质性损害，呼吸道及发音器官炎症、声带出血、声带不全麻痹及"歌唱家小结节"（singers nodules）。

另外，长期站立、步行、搬运重物者易发生扁平脚、下肢静脉曲张和腹疝。

2.4.2　预防对策

劳动过程可以引起多种损伤或疾病，预防和控制过度紧张的对策，除应切实贯彻执行2.3.3节中的"措施"外，还应分析损伤的产生原因，采取相应的防护措施。

（1）流行病学调查及工效学分析。一种作业可以引起哪些损伤或疾病，首先要进行流行病学调查，了解损伤的范围、程度以及与作业的关系，同时调查作业环境中可能存在的有害因素。采用工效学分析方法，分析人在作业过程中的负荷、节奏、姿势、持续时间以及人机界面是否合理、正确等。对于确认与作业有关的损伤，根据工效学的基本原理，分析损伤产生的原因，有针对性地采取防护措施。

（2）采取正确的作业姿势。作业中要尽量避免不良的作业姿势。比如，在站姿或坐姿状态下工作，要注意使身体各部位处于自然状态，避免倾斜或过度弯曲。如果需要高低变化，应在工作台或座椅设计中加以解决。此外，在生产容许的情况下，可以适当变换操作姿势。

（3）改善人机界面。对劳动、劳动场所、机器设备预先进行工效学设计，使其适合于人的生理需求，这是预防此类疾患的根本措施；也可以通过锻炼、练习和培训等使人适合于工作、适合于机器和工具，此乃第二位的措施。改变不良的工作姿势，使其成为自然的、中性的姿势（neutral position），例如，在车辆修理厂中设置地沟，把修理车底仰躺在地上的操作改成站立的作业。由此，可避免个别器官、部位受压而引起肌肉骨骼的功能和器质变化。坐位作业，可根据我国人体测量数据设计和调整作业台和椅子的高度及二者的距离，必要时应设置扶手，使其坐姿端正而舒适和肘部有靠托以减少静态负荷。

（4）减少负重作业。需要繁重体力的作业应尽可能做到机械化、自动化。对于需要负重的作业（如搬运），应当制定有关规定，将搬运物体的重量限定在安全范围之内。

（5）加强劳动组织和培训。合理组织劳动，针对工人体质和健康状况，分配适当工作。例如，腹壁肌肉发育不良者不应分配做搬运等工作。此外，工作时间不可过长，工间应有适当的休息；注意培养多面手，以便交替地更换作业。应对劳动者进行科学的职业训练，根据生物力学原理，训练工人提举重物时身体应尽量靠近物体，缓慢平稳地举起重物，不要突然猛举，举物时不要扭转躯干，以避免扭伤或腰背痛、疝气等。

（6）改善作业环境。为了防止劳动过程中引起的损伤或疾病，一方面要控制作业环境中的各种有害因素，另一方面要努力创造良好的生产环境，如适宜的温度、湿度、照度和色彩等，既有利于作业人员的健康，还可以提高劳动效率。比如，改善操作室内的微小气候并供给新鲜空气，改善照明条件，给予充足合理的照度，是预防视觉器官紧张所致疾患的重要措施。

‖ 知识拓展 ‖

职业人士最常见的七类心理/精神疾病

职业人士因其固定的工作环境、工作内容以及其职业固有的性质特点，会患上一些心理/精神疾病。据调查数据显示，职业人士最常见的心理/精神疾病有以下7类。

（1）抑郁症/躁狂发作/双向情感障碍。抑郁症主要表现是情绪消沉，严重的会悲观厌世，有自杀倾向；躁狂发作主要表现为情绪高涨，兴奋多语，注意力不集中或容易转移，容易兴奋、发怒，难以安静。抑郁症有时会伴着躁狂发作，也就是"双向情感障碍"。这三类都属于心境障碍。

（2）焦虑症/恐惧症/强迫症。这是职业人士最常见的心理/精神疾病。

焦虑症是一种常见的神经症，主要表现为无由的紧张担心，坐立难安，还有身体出现自主神经症状，如心悸、手抖、出汗、尿频等。急性焦虑发作时，患者会突然出现极度恐惧，有的会有濒死感。

恐惧症指对某些特定的对象或处境（如某种动物、封闭空间、登高等）产生强烈和不必要的恐惧情绪，而且伴有明显的焦虑及自主神经症状，患者还会主动避开这个特定对象或处境恐惧症和焦虑症都有焦虑症状，但焦虑症患者的焦虑是长期存在的，也没有特定的处境对象或处境；而恐惧症的焦虑是有针对性的发作，当患者回避其恐惧的对象或处境时焦虑可以消失或减轻。

强迫症是焦虑障碍的一种，强迫症分为强迫思维和强迫行为。强迫思维是指心理不断地重复某个念头，比如重复思考门窗是否关紧，手碰到脏东西后是否洗干净等。强迫行为是指为了减轻强迫思维产生的焦虑而不得不采取的行为，比如已经检查过门窗了在强迫思维的怀疑下反复检查，明知这样不合理，但是为了缓解焦虑还是不得不反复去做。

（3）急性应激反应/适应性障碍。急性应激反应往往是遭遇急剧严重的精神创伤性事件（亲人过世、感情破裂等等）引起的，一般在数天内缓解，最长不超过一个月，预后良好。常见症状有出现茫然、麻木、抑郁、焦虑、绝望等情绪。

适应性障碍是一种常见的心理障碍，主要是因环境改变或是发生某些不愉快的事件出现的情绪及由此产生的生理功能障碍，常见于入伍新兵、移民、转学生等。

（4）急性妄想发作。常见突发精神障碍的一种，患者多为青壮年，主要表现为妄想内容多样化，并给患者带来丰富的情感体验，病期不超过3个月。

（5）精神分裂症。精神分裂症是一组症状群所组成的重性精神病，症状复杂多样化，个体之间症状差异大。在临床上分为偏执型、青春型、紧张型、单纯型、未分化型、残留型等。

（6）进食障碍。主要包括神经性厌食症和神经性贪食症。这里说一下贪食症，并不是我们一般所想的贪吃，患者是很有进食欲望但又对发胖有着病态的恐惧，进食后再催吐或是使用泻药等。还有些患者表现为厌食症和贪食症交替出现。

（7）成瘾行为。成瘾行为指某些超乎寻常的嗜好和习惯，患者不可自制地反复渴求从事某种活动或滥用某种物质，明知这样做会带来各种不良后果，但仍然无法控制。成瘾行为可分为物质成瘾（药物成瘾）和精神行为成瘾。

备注：心理疾病和精神疾病的区别。

（1）心理疾病。患者有自知力，对自己病情的严重程度、症状等有正确的判断。精神疾病：患者没有自知力，不知道自己患病，其实已经病得很严重了。

（2）心理疾病。属于心理学范畴。主要通过心理咨询治疗。精神疾病：属于医学范畴，需要进行医学仪器的检测，采用药物治疗。

其实，心理疾病严重后就是精神疾病，严重的心理疾病就等于轻微的精神疾病。这里有点交叉，所以比较轻微的精神分裂症既属于心理问题，也属于精神问题。

习题与思考题

2-1　亚健康是如何定义的，职业人群的亚健康是否属于职业健康的范畴，该如何预防？

2-2　试分析办公室职业人群可能罹患的职业病、疑似职业病或其他相关疾患。

3 毒物与职业中毒

工业生产中接触到的毒物主要是化学物质，称为工业毒物或生产性毒物。在职业活动过程中由于接触职业性毒物，引起不同程度的机体健康损害而出现的职业病，称为职业中毒。职业中毒一般可分三种类型：（1）职业性急性中毒，是指短时间内吸收较大剂量毒物所引起的职业性中毒；（2）职业性慢性中毒，是指长期吸收较小剂量毒物所引起的职业性中毒；（3）职业性亚急性中毒，是指发病情况介于急性和慢性中毒之间的职业性，其临床表现基本属于急性中毒范畴。

3.1 概　　述

异生物素（xenobiotic）是机体内产生的化学物，也称外来化合物。毒物（poisons）是指相对小的剂量可以引起严重机体损伤，甚至危及生命的化学物。化学物能造成机体不良效应的能力称为毒性（toxicity）。毒性是化学物的内在特性，具有毒性的化学物在一定的条件下才对机体产生毒作用，这种在一定条件下化学物引起机体不良效应的可能性，称为危害（hazard）。而特定化学物毒作用在人群中的发生预期概率，是危险度（risk）。

化学物引起人类的健康效应，包括了接触和效应两方面（见图3-1）。从接触来讲，机体在环境中接触化学物的量称为外剂量（external dose）或接触剂量（exposure dose）；化学物进入体内后血循环中外来化学物及其代谢产物的量是内剂量（internal dose）或体内负荷（body burden）；化学物达到靶部位与机体相互作用引起不良效应的量，是靶剂量（target dose）或生物有效剂量（biological effective dose）。化学物在机体中造成不良效应的器官，称为靶器官（target organ）。从效应来讲，把所观察的化学物引起的毒效应，称为终点效应，包括早期生物学效应、疾病和死亡。

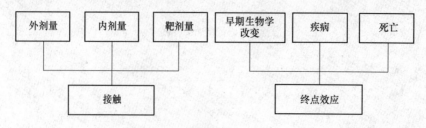

图3-1　接触与效应关系

3.1.1　生产性毒物的来源及其分类

生产性毒物的来源有多种形式。可来自于原料、中间产物（中间体）、辅助原料、成品、夹杂物、副产品或废弃物；有时也可来自热分解产物及反应产物，例如聚氯乙烯塑料加热至160~170℃时刻分解产生氯化氢，磷化铝遇湿分解生成磷化氢。

3.1.1.1　生产性毒物的形态

在生产环境中的毒物可以固体、液体、气体或气溶胶的形式存在。具体包括：

（1）气溶胶。固体物质经碾磨或机械粉碎时可产生粉尘，粉尘为能较长时间悬浮在空气中的固体微粒，其粒子大小多在 $0.1 \sim 10 \mu m$，悬浮在空气中的粉尘、烟和雾，统称为气溶胶（aerosol）。

（2）烟。烟是指悬浮于空气中直径小于 $0.1 \mu m$ 的固体微粒，主要为金属熔融时产生的蒸气在空气中迅速冷凝、氧化而成，如熔炼铅、铜时的铅烟、铜烟；有机物加热或燃烧时，也可形成烟。

（3）雾。雾为悬浮于空气中的液体微粒，常为蒸气冷凝或液体喷洒而成，如电镀烙时的酸雾，喷漆作业时的漆雾。

（4）蒸气。固体升华、液体蒸发或挥发可形成蒸气，前者如碘，后者如苯、甲苯等。凡沸点低、蒸气压力大的液体都易产生蒸气。

（5）气体。气体指常温、常压下呈气态的物质，如氯气、一氧化碳、二氧化硫等。

了解生产性毒物的存在形态，有助于研究毒物进入机体的途径、发病原因，且便于采取有效的防护措施以及选择车间空气中有害物的采样方法。生产性毒物无论以哪种形态存在，其产生来源是多种多样的，进行调查时，应按生产工艺过程调查清楚。

3.1.1.2　生产性毒物的分类

工业毒物分类方法很多，有的按毒物来源分，有的按进入人体途径分，有的按毒物作用的靶器官分类。

目前最常用的分类方法是按化学性质及其用途相结合的分类法。一般分为：

（1）金属、非金属及其化合物，这是最多的一类。

（2）卤族及其无机化合物，如氟、氯、溴、碘等。

（3）强酸和碱物质，如硫酸、硝酸、盐酸、氢氧化钠、氢氧化钾、氢氧化铵等。

（4）氧、氮、碳的无机化合物，如臭氧、氮氧化物、一氧化碳、光气等。

（5）窒息性惰性气体，如氦、氖、氩、氮等。

（6）有机毒物，按化学结构又分为脂肪烃类、芳香烃类、卤代烃类、氨基及硝基烃类、醇类、醛类、酚类、醚类、酮类、酰类、酸类、腈类、杂环类、羰基化合物等。

（7）农药类，包括有机磷、有机氯、有机汞、有机硫等。

（8）染料及中间体、合成树脂、橡胶、纤维等。

按毒物的作用性质可分为刺激性、腐蚀性、窒息性、麻醉性、溶血性、致敏性、致癌性、致突变性等。

按损害的器官或系统（靶器官）可分为神经毒性、血液毒性、肝脏毒性、肾脏毒性、全身毒性等毒物。有的毒物具有两种作用，有的具有多种作用或全身性作用。

3.1.2　生产性毒物进入体内的途径

吸收是毒物穿过上皮细胞屏障而进入血流的过程。吸收入血量决定于毒物的性质、接触剂量、接触时限和接触类型。在生产中，生产性毒物进入人体的途径，呼吸道是最主要的，其次为皮肤，也可由消化道进入。每种屏障有各自的上皮细胞组成特殊的屏障，不同的毒物通过不同屏障能力是不一致的。

（1）呼吸道。气体、蒸气及气溶胶形成的毒物均可经呼吸道进入人体。由于肺泡呼吸膜极薄，呼吸膜的扩散面积又很大，正常成人达 $70m^2$，故毒物可迅速通过，且直接进入体循环。因此，其毒作用发生较快。大部分生产性毒物中毒都由此入境人体。

气态毒物经呼吸道吸收受许多因素的影响。首先，与毒物在空气中的浓度或分压有关。浓度高，则毒物在呼吸膜内外的分压差大，进入机体的速度就较快。其次，与毒物的分子量及其血/气分配系数（blood/air partition coefficient）有关。质量轻的气体，扩散较快；分配系数大的毒物，易吸收。例如，二硫化碳的分配系数为5，乙醇的分配系数为1300，实验表明后者易被吸收入血液。气态毒物进入呼吸道的深度还取决于其水溶性程度。水溶性较大的毒物如氨气，易为呼吸道吸收，除非浓度较高，一般不易到达肺泡。水溶性交叉的毒物如光气，因其对上呼吸道的刺激较小，易进入呼吸道深部。此外，劳动强度、呼吸深度和频率、肺通气量与肺血流量，以及生产环境中的气象条件等因素也可影响毒物在呼吸道中的吸收。

气溶胶状态的毒物在呼吸道吸收的情况颇为复杂，它们在呼吸道的滞留量与呼吸方式和其粒子直径大小、溶解度及呼吸系统的清除功能有关。

（2）皮肤。皮肤是身体最大的器官，包括毛发，指（趾）甲和附属腺体。皮肤功能包括阻止毒物进入机体；保护机体免受紫外线的损害；防止微生物进入人体，加快毒物的生物转化和代谢解毒；通过汗腺和其他附属腺体排除毒物；调节体温和温度觉、压力觉和痛觉的传感器。毒物可以通过不同方式经皮肤吸收，毒物可通过被动渗透经真皮达到皮下吸收；也可以通过汗腺和毛囊进到真皮层。毒物经皮吸收的速率决定于毒物的剂量、接触时限、脂溶性和皮肤的部位。小分子、非极性、脂溶性的毒物能迅速渗透。如果皮肤经溶剂如氯仿或甲醇的处理，毒物能容易地渗透。由于真皮层没有血液供应，毒物达到真皮层后，易于局限在真皮层，引起局部的损害而不引起全身损害。

此外，毒物的浓度和黏稠度，接触皮肤的部位和面积，生产环境中的温度和适度，溶剂的种类等，均可影响毒物经皮吸收。

（3）消化道。在生产过程中，经消化道摄入毒物所致的职业中毒甚为少见，常见于意外事故。但有时由于个人卫生习惯不良或毒物污染食物时，毒物也可以从消化道进入体内，尤以固体和粉末状毒物。有的毒物如氰化物，沾染口腔，可被口腔黏膜吸收。

3.1.3 影响生产性毒物毒性的因素

毒物导致机体中毒是有条件的，而中毒的程度与特点取决于诸多因素。

（1）毒物本身的特性。

1）化学结构毒物的化学结构决定毒物在体内可能参与和干扰的生理生化过程，因而对决定毒物的毒性大小和毒性作用特点有很大影响。如有机化合物中的氢原子，被卤族元素取代，其毒性增强，取代的越多，毒性也就越大。无机化合物随着分子量的增加，其毒性也增强。

2）物理特性毒物的溶解度、分散度、挥发度等物理特性与毒物的毒性有密切的关系。如氧化铅化物毒性大。乙二醇、氟乙酰胺毒性大但不易挥发，而且不易以呼吸道及皮肤吸入，但会经消化道进入机体，可迅速引起中毒。

（2）毒物的浓度、剂量与接触时间。毒物的毒性作用与其剂量密切相关，空气中毒物浓度高、接触时间长，则进入体内的剂量大，发生中毒的概率高。因此，降低生产环境中毒物浓度，缩短接触时间，减少毒物进入体内的剂量是预防职业中毒的重要环节。

（3）毒物的联合作用。生产环境中常有同时存在多种毒物，两种或两种以上毒物对机体的相互作用称为联合作用。应用国家标准对生产环境进行卫生学评价时，必须考虑毒物的相加、相乘及拮抗作用❶。此外，还应注意到生产性毒物与生活性毒物的联合作用，如酒精可增加苯胺、硝基苯的毒性作用。

（4）生产环境和劳动强度。生产环境中的物理因素与毒物的联合作用日益受到重视。在高温或低温环境中毒物的毒性作用比在常温条件下大，如高温环境可增强氯酚的毒害作用，也可增加皮肤对硫磷的吸收。紫外线、噪声和振动可增加某些毒物的毒害作用。体力劳动强度大时，机体的呼吸、循环加快，可加速毒物的吸收；重体力劳动时，机体耗氧量增加，使机体对导致缺氧的毒物更为敏感。

接触同一剂量的毒物，不同的个体可出现迥然不同的反应。造成这种差别的因素很多，如健康状况、年龄、性别、生理变化、营养和免疫状况等。

3.2 常见职业中毒

3.2.1 常见金属与类金属毒物

金属接触有其特殊性，一般金属的接触是无害的，而且有些金属是人体所必需的，只有过量接触才引起毒性作用。以往对金属的毒作用往往注意一些急性和严重的中毒，如铅引起的腹绞痛等，随着工业的发展以及生产和生活环境的改善，这些表现已很少见，而更严重的是一些慢性、长期的效应，特别是低水平接触造成的不良作用。这些作用往往是隐匿/亚临床型的。不容易确定引起这些作用的基准则量，因为这些表现的终点效应往往缺乏特异性，可能是多种因素共同作用的结果，如职业接触铅引起的神经行为的改变。

因此，需要了解金属的代谢，从而能定量地确定金属在产生特殊毒作用时，细胞和组织中的接触水平和毒作用效应间的关系。大多数金属影响多种器官和系统，但是每一种金属在某一个特定的器官和组织中都有临界作用水平。目前强调应用生物标志物（biomarker）直接测定特殊器官的效应。例如，镉引起的肾小管功能障碍和铅、汞引起的神经系统的作用。这些生物标志物的应用（包括金属接触、效应和易感性生物标志物），对于金属中毒的预防和治疗都有指导意义。

（1）接触机会。接触机会包括金属矿物的开采、运输和加工及其化合物的使用。职业性金属接触常以气溶胶形式为主，如蓄电池厂接触铅，冶炼厂和钢铁厂接触的金属。职业性金属接触也有蒸气形式的，如氯碱厂与汞矿中的蒸气汞和镍冶炼厂中的碳基镍。生产环境中呼吸道接触是主要途径，但经口摄入也是很重要的金属接触途径。

（2）金属毒作用。金属对人体的作用，可以涉及不同的水平，如器官或组织、细胞、

---

❶ 拮抗作用：数种毒物的联合作用小于数种毒物浓度总和的毒作用，又分为完全拮抗和不完全拮抗两种。对生产性毒物来说，拮抗作用无实际意义。

分子水平，造成的毒作用累及面也比较广泛。不同的作用机制，可以仅有局部如皮肤、肺上皮细胞、胃肠道上皮细胞的损伤，也可以有全身反应。有的则可能是过敏原、致畸物、致突变物和致癌物。金属不像大多数有机溶剂那样，在组织中进行代谢性降解而易于从人体排出，它们作为一种元素往往不易被破坏，易在体内累积，导致慢性毒作用。不同金属的排泄速率和通道有很大的差异，如甲基汞在人体内的生物半衰期仅 70 天，镉大约是 10~20 年。同一金属在不同组织中的生物半衰期也可能不一致，如铅在一些组织中仅几周，而在骨骼内却长达十年。

金属在组织中蓄积并不意味着一定会有毒作用出现，有些金属可以非活性形式储存起来，如铅一般以惰性形式在骨内储存，锡和其他一些金属与金属硫蛋白相结合，形成惰性化合物，无机汞、锡和其他一些金属可以和硒复合物形成惰性化合物，通常能使金属在人体组织中滞留，这些化合物在人体内部长期储存，甚至终生。

许多金属可以与碳原子共价结合形成有机金属化合物，一般这些金属的有机化合物与其无机化合物的毒性截然不同，如四乙铅、三乙锡、三甲基铋和甲基汞都对中枢神经系统产生严重的损伤，这与它们能迅速穿透血脑屏障有关。一般长链的有机金属化合物毒性比短链的小。

3.2.1.1　铅

铅（lead，Pb）为灰蓝色重金属，质地柔软易延展，常温下可轧成铅皮、铅箔。熔点 327.4℃，加热至 400~500℃即有大量铅蒸气逸出，在空气中迅速氧化凝集成铅烟。

铅系工业上广泛使用的一种有毒金属。用于冶金、印刷、蓄电池、陶瓷、油漆、塑料、试剂、玻璃、制药等行业，国内目前铅危害最重作业主要包括蓄电池制造、铅熔炼、拆旧船熔割。铅作业工人接触铅比较经常而普遍，随着科学的发展，生产环境的改善，急性铅中毒已属少见，但慢性铅中毒，仍是常见职业病之一。一般而言，职业性铅接触，主要以蒸气、粉尘和烟雾的形式，通过呼吸道和消化道进入。

A　体内过程及毒理

铅主要经呼吸道吸入，其次是经消化道进入人体。正常人每日经大气、食物和饮水可有微量的铅进入体内，吸收进入血液中的铅形成可溶性的磷酸氢铅及甘油磷酸铅，其中 96%与红细胞结合，4%与蛋白质结合。血中的铅初期被组织吸收，分布于肝肾脾肺脑等器官，以肺、肾含量最高。几周后转移到骨骼，以不溶性的磷酸铅的形式沉积下来，骨骼内的铅比较稳定，可长期储存而不产生临床症状，当食入酸碱性药物及感染、饮酒等，可使积存于骨骼中的铅又进入血液而产生中毒现象。

B　铅中毒的临床表现

铅的毒作用涉及很多系统和器官。职业接触和意外事故主要是周围神经损害和/或慢性肾损害。其他靶器官还有血液系统、胃肠道和生殖系统。

（1）神经系统。主要表现为类神经症、周围神经症，严重者会出现中毒性脑病。类神经症是铅中毒早期和常见症状，表现为头晕、头痛、乏力、失眠、多梦以及记忆力减退。中毒性脑病表现为头痛、恶心、呕吐、高热、烦躁、抽搐、嗜睡等症状，但在职业性中毒中已极为少见。

（2）消化系统。表现为口内有金属味、食欲减退、恶心、隐性腹痛、腹胀、腹泻与便秘交替出现等。重者可出现腹绞痛，多为突然发作，部位常在脐周。腹绞痛是慢性铅中毒急性发作的典型症状。

（3）血液及造血系统。可有轻度贫血，多表现为低色素正常细胞型贫血，也可有小细胞性贫血。

（4）其他。口腔卫生不好者，在齿龈与牙齿交界的边缘上可出现由硫化铅颗粒沉淀形成的暗蓝色线，及铅线。部分患者肾脏受到损害，表现为 Fanconi 综合征[1]，同时伴有氨基酸尿、糖尿和磷酸盐尿；少数较重患者可能会出现蛋白尿，尿中红细胞、管型及肾功能减退。女性对铅较敏感，可引起月经失调、流产、不孕等。铅可引起男性精子活动度降低及畸形精子数增多。

C　职业禁忌

神经系统疾病、贫血、高血压、肝/肾疾患。妊娠及哺乳期妇女应暂时调离铅作业。

3.2.1.2　汞

汞（mercury，Hg）又称水银，是唯一在常温下呈液态的金属。易蒸发，温度越高蒸发越快，20℃时在空气中的饱和度达 $15mg/m^3$。黏度小而流动性大，溅洒后碎裂成小珠，不易清除，并增加了蒸发表面积。不溶于水，但可通过表面的水封层蒸发到空气中。吸附性强，可吸附到墙壁、天花板等处，持续污染作业环境。汞能溶于多种金属，与金、银、锡等形成汞齐。

汞矿的开采和冶炼可造成作业环境汞的污染，尤其是"土法"冶炼过程，危害更大。应用汞的行业很多，如制造、校验和维修汞温度计、血压计、流量计、整流器等，制造荧光灯、紫外灯、电影放映灯、X线管球等，用汞电极法电解食盐生产氯气，用汞齐法生产贵重金属，用汞作为钚反应堆的冷却剂，用雷汞作为引爆剂，用银汞柱补牙，以及含汞化合物的生产等。

A　体内过程及毒理

汞及其化合物可通过呼吸道、消化道或皮肤吸收，职业中毒主要是经呼吸道吸入金属汞蒸气或汞化合物气溶胶所致。金属汞经消化道吸收量甚微。金属汞及无机汞化合物可直接经皮肤吸收，此途径仅在使用含汞油膏等药物时遇到。

汞离子可使含巯基的酶丧失活性，失去功能；还能与酶中的氨基、二巯基、羧基、羟基以及细胞内的磷酰基结合，引起相应的损害。

B　汞中毒的临床表现

急性中毒较少出现，一般由于误服汞盐或短时间内吸入高浓度汞蒸气所致。职业性汞中毒主要是长期接触/吸入接触一定量的汞蒸气引起，一般经过数月至数年后才出现症状。

典型的临床症状是神经衰弱症候、易兴奋症、震颤和口腔牙龈炎。早期表现为类神经症，进而出现情绪与性格改变，如急躁、易激动、易怒、胆怯、孤僻、好哭等。检查腱反射亢进，继而出现眼睑、舌、手指细微震颤，逐渐向四肢发展，震颤幅度渐变粗大。震颤为意向性，在动作过程中加重，不能自行控制，动作完成后停止。重度震颤可引起口吃、语音不清、步态不稳。口腔牙龈肿胀出血，唾液分泌增多，有口臭。继之牙龈萎缩，牙齿

---

[1]　Fanconi 综合征是一种先天代谢病，由于肾近球小管功能多发性障碍，在正常人中应被近球小管回吸收的物质如葡萄糖、氨基酸、尿酸、磷酸盐、重碳酸盐（钠、钾及钙盐），都在尿中大量排出，出现骨骼变化、骨龄减低和生长缓慢。

松动，甚至脱落。口腔卫生不良者在齿龈缘形成"汞线"。肾脏损害者出现低分子蛋白尿、氨基酸尿，重者导致肾病综合征。少数患者伴有肝大，但肝功能多无异常。

C　急性中毒的处理原则

使患者尽快脱离汞接触，进行驱汞治疗及对症处理。对急性口服中毒者误服汞盐患者不应洗胃，应尽快灌鸡蛋清、牛奶或豆浆，使汞与蛋白质结合，并保护被腐蚀的胃壁。

D　职业禁忌

神经系统、肝肾器质性疾病、内分泌疾病、自主神经功能紊乱、精神病。妊娠期的女工应暂时调离汞作业。

3.2.1.3　砷

砷（arsenic，As），俗称砒，分灰砷、黑砷和黄砷三种同素异形体，质脆且硬。熔点817℃，沸点615℃，可升华。不溶于水，可溶于硝酸和王水，生成砷酸。遇苛性碱生成砷酸盐，在潮湿空气中易氧化生成三氧化二砷（As_2O_3，砒霜）。

冶炼和焙烧含砷矿石时可接触 As_2O_3，在冶炼炉的烟道灰或矿渣中也含有一定量的 As_2O_3。砷化合物的种类很多，用途广泛。在医药中用作抗梅毒剂和抗癌剂，在农业用作杀虫剂、杀鼠剂、除草剂，在木材工业用作防腐剂，在玻璃工业用作脱色剂，在化学工业用作颜料等。

A　体内过程及毒理

（1）毒代动力学。三氧化二砷可经呼吸道、皮肤及消化道吸收。进入体内的砷，95%迅即与细胞内血红蛋白的珠蛋白结合，随血流分布到全身的组织和器官。三价砷易与巯基结合，可长期蓄积于富含巯基的毛发及指甲中。砷主要由尿排出，少量由粪便、汗液、乳汁、呼气中排出；经口中毒者，粪中排砷较多。砷也可通过胎盘损及胎儿。

（2）毒性。砷化合物的毒性在很大程度上取决于它在水中的溶解度。砷元素不溶于水，几乎无毒。雄黄、雌黄在水中的溶解度很小，毒性很低。砷的氧化物和一些盐类绝大部分属高毒类物质。一般而论，无机砷的毒性较有机砷为强；三价砷毒性较五价砷毒性大，其中三氧化二砷毒性最强。人口服 0.01～0.05g 可发生急性中毒，致死量为0.06～0.6g。

（3）发病机制。砷是一种原浆毒，能与多种含巯基酶结合，抑制体内许多参与细胞代谢的主要巯基酶的活性；砷酸盐在结构上与磷酸盐类似，可取代生化反应中的磷酸，使氧化磷酸化过程解偶联，干扰细胞的能量代谢；影响 DNA 的合成与修复；此外，砷可作用于血管舒缩中枢及直接损害毛细血管，使毛细血管扩张，血管平滑肌麻痹。

B　砷中毒的临床表现

（1）急性中毒职业原因发生的急性砷中毒的病例已极为少见。大量吸入可溶性砷化物后主要引起呼吸道和眼结膜刺激症状，同时可伴有胃肠道症状。暴露部位皮肤可出现密集成片的充血性丘疹。尿液检查可有红细胞和蛋白。尿砷和发砷增高。

（2）慢性中毒主要表现为皮肤损害，常同时存在皮肤色素沉着、角化过度及疣状增生三种改变。色素沉着遍布全身，呈花斑状；角化过度多见于手掌和足底；皮下可出现谷粒状硬结，并逐渐隆起成角状物，直径 0.2～1.0cm 不等，可继发感染而出血或形成经久不愈的溃疡，有的可转化为皮肤癌。长期接触砷的职业人群呼吸道癌的发生率增高。我国职业病名单中包含砷及其化合物所致肺癌和皮肤癌。

C　急性中毒的处理原则

大量食入应在食入 1h 内给予活性炭（1mg/kg，大人通常为 60~90mg，儿童通常是 25~50mg）最有效，若没有呕吐也可以洗胃，此时必须确定病人意识清醒且要注意呼吸道的畅通，避免呕吐及吸入呼吸道。因为体液的大量流失，有症状的病人必须要从静脉补充并以机器监视心脏律律，就算是没有低血压症状的病人也应补充水分，并且我们要记录尿量以评估体液补充的情形，若有需要，病人应送入加护病房随时补充体液，若有肾衰竭应接受透析治疗。

对于急性砷化氢暴露主要在维持肾功能及输血补充被破坏的红细胞。

D　职业禁忌

有严重神经系统、呼吸系统、造血系统、肝脏和皮肤疾患者，不宜从事砷作业。

3.2.2　其他金属与类金属中毒及其防治

3.2.2.1　锰

锰（Mn），是一种脆而硬的灰白色金属，密度 7.20g/cm^3，熔点 1260℃，沸点 1900℃，易溶于稀酸。自然界中没有纯锰，均以氧化物或盐类形态存在。

锰是冶金行业不可或缺的原料之一。主要用途是合成锰铁，与有色金属制成各种锰合金，广泛用于航空、航海、机械制造、化学、电器制造工业。焊药和焊条均含有一定量的锰铁和二氧化锰。应用锰化合物的工业还有玻璃、颜料、油漆、陶瓷、防腐剂、纺织品的漂白和在农业上做肥料等。

A　体内过程及毒理

呼吸道是锰侵入人体的主要途径。锰烟和小于 5μm 的锰尘经上呼吸道吸收入血，进入人体后在血液中与蛋白质结合，以磷酸盐形式蓄积在骨骼、脑、肝、肾、肾上腺、淋巴结和毛发等处。在接触氧化锰的工人中，可见肺炎的发病率和死亡率增高。

锰中毒所影响的器官主要是脑，这可能是由于锰在脑中的生物半衰期较长而从脑运输到其他组织较慢的缘故。慢性锰中毒早期以神经衰弱症候群和自主神经功能障碍为主。有头晕、头痛、失眠、疲乏无力、嗜睡等症状，还有明显的记忆力降低、性功能减退、易兴奋、好哭笑等情绪改变。病情进一步发展时，两手摆动不协调，易跌倒、说话不利落（缓慢、口吃等），举止笨拙、面部缺乏表情。晚期病人可表现为典型的锥体外系受损的症状：肌张力增高，呈"铅管样"；肌力减退；表情呆板；眼球运动不灵活；书写困难，字越写越小；走路时表现为前冲步态，转弯、后退时易跌倒。

B　锰中毒的临床表现

职业性锰中毒发病缓慢，一般要经过 3~5 年或更长时间后才逐渐发病，若在高浓度下工作，也可在数月内发病。早期症状有头晕、头痛、肢体酸痛、下肢无力和沉重、多汗、心悸和情绪改变。病情发展，出现肌张力增高、手指震颤、腱反射亢进，对周围事物缺乏兴趣和情绪不稳定。后期出现典型的震颤麻痹综合征，有四肢肌张力增高和静止性震颤、言语障碍、步态困难等以及有不自主哭笑；强迫观念和冲动行为等精神症状。锰烟尘还可引起肺炎、尘肺，还可发生结膜炎、鼻炎和皮炎。

C　急性中毒的处理原则

急性锰中毒的治疗：急性口服高锰酸钾中毒应立即用温水洗胃，口服牛奶和氢氧化铝凝胶，锰烟雾引起的"金属烟热"可对症处理。

D　职业禁忌

神经系统器质性疾病，明显的神经衰弱，明显的内分泌疾病。

3.2.2.2　铬

铬（Cr），银白色有光泽、耐腐蚀性强的金属，密度为 g/cm³（液态）6.9，熔点1615℃，沸点2200℃。铬化合物有二价、三价和六价三种。其中六价铬化合物毒性最大，生产中遇到的多为六价铬的化合物。

接触铬化合物的作业有铬矿的开采及冶炼，用铬铁矿炼钢，制造耐火砖，生产各种铬化合物；使用电镀、颜料、油漆、合金、印染、胶版印刷及化工触媒等。工业生产中，铬的危害多发生于电镀铬及生产和使用重铬酸盐的作业。

A　体内过程及毒理

铬的侵入途径主要是吸入、食入，在临床上铬及其化合物主要侵害皮肤和呼吸道，出现皮肤黏膜的刺激和腐蚀作用，如皮炎、溃疡、鼻炎、鼻中隔穿孔、咽炎等。可损害人体皮肤及呼吸道，形成很深的溃疡即铬疮。铬疮出现后，铬毒素进入人体血液沉淀。重者损害肾功能出现衰竭，如不及时抢救，患者会很快死亡。

国外报道，铬中毒会引起肺癌和皮肤癌，Cr^{3+}、Cr^{6+}均可致癌——铬癌，Cr^{3+}可通过胎盘屏障致突变，Cr^{3+}、Cr^{6+}可诱发染色体畸变。铬慢性中毒，症状表现为皮肤和鼻黏膜的创伤。

B　铬中毒的临床表现

（1）经消化道中毒者，少量可致口腔黏膜轻度腐蚀、咽部灼热、肿胀和疼痛，大量中毒于数分钟后即有恶心、呕吐、腹痛、腹泻、血水样尿、头昏、乏力，吐泻明显者则有脱水表现；严重病例尚有烦躁不安、化学性青紫、四肢厥冷、血压下降、呼吸急促、脉搏快速，甚至发生休克和昏迷；随后可发生肾损害。

（2）吸入中毒发病较急，主要引起呼吸系统病变，一般较少引起呼吸系统以外病变。主要症状有鼻咽烧灼感、咽痛、流涕、喷嚏、流泪、咳嗽、胸闷、胸痛及气促等，严重者可发生化学性肺炎，两肺可闻及干湿罗音，少数敏感个体发生症状更快、更明显，并可出现哮喘和发绀。

（3）铬作为变应原尚可引起皮肤病变，除接触性皮炎外，也可引起过敏性皮炎，皮肤瘙痒、红肿和脱屑，主要呈湿疹样或小型红斑改变。

（4）全身性影响，长期接触铬化合物还可出现头痛，消化功能障碍、贫血及肾脏损害。有的出现过敏性、类似哮喘样发作。从事铬酸和铬颜料制造的工人可发生肺癌。

C　急性中毒的处理原则

皮肤接触：脱去污染的衣着，用流动清水冲洗。

眼睛接触：立即翻开上下眼睑，用流动清水或生理盐水冲洗。

吸入：脱离现场至空气新鲜处。

食入：给饮足量温水，催吐，就医。

D 职业禁忌

凡是患有慢性呼吸道系统疾病，如慢性支气管炎、支气管扩张、支气管哮喘、肺气肿、活动性肺结核等；心、肝、肾器质性疾病；皮肤疾患，如慢性皮炎、湿疹、萎缩性鼻炎等不宜从事铬作业。

3.2.2.3 镉

镉（Cd）为银白色金属，不溶于水，溶于氢氧化铵溶液、硝酸和热硫酸。加热处理镉时可形成细小的氧化镉气溶胶。主要职业接触机会有镉冶炼、电镀、镍-镉电池生产、制造镉黄颜料等。

A 体内过程及毒理

镉主要经呼吸道吸收。吸收入血的镉90%在红细胞内，经血液循环分布至全身。体内镉主要蓄积在肝和肾，与低分子量的金属硫蛋白结合。镉主要经肾脏排出，排出速度缓慢，体内生物半减期可达15年以上。在体内，与金属硫蛋白结合的镉毒性较低，而不与金属硫蛋白结合的镉离子毒性较强。

镉对呼吸道的慢性影响可导致慢性阻塞性肺病和肺间质纤维化。流行病学调查显示，职业性接触镉的人群呼吸道肿瘤的发生率增高。

B 镉中毒的临床表现

急性镉中毒可根据短时间吸入高浓度镉化合物的职业史、以肺部损害为主的临床表现、参考尿镉测定结果进行诊断。慢性镉中毒的诊断主要依据长期的职业接触史，肾功能和骨骼损害的临床表现及尿镉测定结果。

镉的化合物（主要是氧化镉）具有明显刺激作用，短时间吸入，经数小时的潜伏期后，可出现头昏、乏力、咳嗽、胸闷、四肢酸痛、寒战、发热等类似金属烟雾热的症状。如吸入浓度过高，可发生化学性支气管炎、肺炎及肺水肿。个别患者可出现肝功能异常和急性肾衰竭。慢性镉中毒的靶器官是肾脏，可致肾小管功能障碍，其机制尚不十分清楚。表现为肾小管性蛋白尿，即 &-微球蛋白、视黄醇结合蛋白等低分子量蛋白从尿中排出增多。肾小管损害还可引起体内钙、磷和维生素 D 代谢障碍，骨矿化作用减弱，引起骨质疏松。患者四肢疼痛、行走困难，用力压迫骨骼有痛感。

C 急性中毒的处理原则

急性镉中毒的治疗与处理原则参见刺激性气体中毒。慢性镉中毒应调离接触镉的岗位，补充蛋白质和富锌食品，服用维生素 D 和钙剂。驱镉药物因可加重肾脏镉蓄积，故不主张使用。

D 职业禁忌

有各种肾脏疾病、肝脏疾病、慢性肺部疾病和骨软化症者不宜参加接触镉的作业。

3.2.2.4 磷

磷（P）有黄磷、红磷、紫磷和黑磷四种同素异形体，以黄磷用途最广。黄磷为无色蜡样晶体，遇光变黄色，具大蒜臭味。熔点44.1℃，沸点280℃，燃点34℃。室温下即可蒸发，在空气中可自燃。不溶于水，易溶于二硫化碳、苯和氯仿等。

黄磷可从磷矿石或磷酸钙中提取，是生产红磷、磷化合物、磷酸、焰火、爆竹、军火以及染料、农药、化肥等的原料。

A　体内过程及毒理

生产环境中黄磷以蒸气和粉尘形式经呼吸道和皮肤吸收，吸收后主要蓄积在肝、脾和骨骼，主要以磷酸盐的形式随尿排出。黄磷属高毒类，主要的靶器官是肝脏和骨骼。急性中毒可致肝细胞脂肪变性，慢性中毒为退行性和增殖性改变，可致肝硬化。黄磷进入体内可转化成磷酸，导致钙磷比例失调，加速钙的排出，致使骨质脱钙。黄磷蒸气对牙齿有溶解作用，导致牙齿龋蚀性变化。黄磷对下颌骨有特殊亲和力，致使下颌骨的抗感染能力减弱，病菌侵入而致下颌骨坏死。

B　磷中毒的临床表现

急性黄磷中毒多由吸入黄磷蒸气引起，出现头昏、乏力、恶心、呕吐等症状，数日后上腹部疼痛、肝脏肿大，可有黄疸和肝功能改变。严重者发生急性重型肝炎、肝性脑病。黄磷可致皮肤灼伤，创面可深达骨骼，有蒜样气味，于暗处可见荧光，不及时处理可引起全身中毒。黄磷的职业性中毒多为慢性，由于长期吸入黄磷蒸气及其粉尘所致。临床表现为慢性呼吸道炎症，消化系统症状，继而出现牙周、牙体及下颌骨的进行性损伤，出现牙齿酸痛、龋齿、牙周萎缩、牙缺损、牙齿松动、脱落、牙槽骨萎缩坏死和牙周病。下颌骨X线检查示骨质疏松吸收，严重病例可出现坏死及畸形。测定血磷增高，而血钙降低。

C　急性中毒的处理原则

急性中毒患者应迅速脱离作业现场，至空气新鲜处进行处理。皮肤灼伤应立即用清水冲洗，再用2%碳酸氢钠中和，后涂以1%硝酸银使残余黄磷生成不溶性的磷化银。根据病情采取保肝和其他对症支持治疗。

D　职业禁忌

有明显牙周、牙体和下颌骨病变及肝、肾疾病者，不宜参加接触磷的作业。

3.2.3　常见有害气体

常见有害气体包括刺激性气体、窒息性气体。刺激性气体是指对眼、呼吸道黏膜和皮肤具有刺激作用的一类有害气体。吸入高浓度刺激性气体后可导致急性呼吸功能衰竭，是刺激性气体所致最严重的危害和职业病常见的急症之一。常见的刺激性气体有氯、氮氧化物、氨、光气等。

窒息性气体（asphyxiating gas）是指主要以气态吸入而直接引起窒息作用的物质。根据毒作用机制不同，窒息性气体大致可分为两类。

（1）单纯性窒息性气体本身毒性很低或属惰性气体，但因它们在空气中含量高，使氧的相对含量大大降低，使动脉血氧分压下降，导致机体缺氧窒息，如氮气、甲烷、二氧化碳、水蒸气等。

（2）化学性窒息性气体主要能对血液或组织产生特殊化学作用，使氧的运送和组织利用氧的功能发生障碍，造成全身组织缺氧，引起严重中毒表现。在工业生产中常见的有一氧化碳、氰化物和硫化氢等。

窒息性气体中毒的特点包括：1）任何一种窒息性气体的主要致病环节都是引起机体缺氧；2）脑对缺氧最为敏感，因此治疗时，除坚持有效的解毒治疗外，关键的是脑缺氧和脑水肿的预防与处理；3）不同的化学性窒息性气体有不同的中毒机制，应针对中毒机制和中毒条件，进行有效的解毒治疗。

3.2.3.1 氯气

氯气（Cl_2）是一种具有强烈刺激作用的黄绿色气体，易溶解于水和碱溶液，密度2.49，沸点-34.6℃。遇呼吸道黏膜表面水分生成次氯酸和盐酸，再分解为新生态氧，产生局部刺激和腐蚀作用，引起黏膜充血、水肿和坏死。

A 接触机会

电解食盐可产生 Cl，制造含氯化合物如盐酸、漂白粉、光气、氯苯、六六六、四氯化碳、聚氯乙烯等，颜料、鞣皮、制药、造纸、印染等工业等，都存在氯气的职业接触。

B 毒作用表现

（1）急性毒作用。引起急性眼结膜炎、咽喉炎、支气管炎、肺炎或肺水肿。吸入高浓度 Cl_2 可引起迷走神经反射性心搏骤停致电击样死亡。

（2）慢性影响。长期接触一定浓度的 Cl_2 可引起上呼吸道、眼及皮肤的刺激和神经衰弱症状，还可引起牙齿酸蚀症，暴露部位皮肤可发生痤疮样皮疹或疱疹，称氯痤疮。

3.2.3.2 氮氧化物

氮氧化物是氮和氧化合物的总称，主要有氧化亚氮（N_2O），俗称笑气、氧化氮（NO）、二氧化氮（NO_2）、三氧化二氮（N_2O_3）、四氧化二氮（N_2O_4）及五氧化二氮（N_2O_5）等。除 NO_2 外，其他氮氧化物均不稳定，遇光、湿、热变成 NO_2 和 NO，而 NO 又变为 NO_2。因此生产中所接触的氮氧化物主要是 NO_2，系红棕色气体，在21.2℃以下为黄色液体。较难溶于水，具有刺激性气味。

A 接触机会

制造硝酸或用硝酸浸洗金属及硝化有机物时，制造硝基炸药、硝化纤维、苦味酸等硝基化合物时，苯胺染料的重氮化过程，电焊、气焊、亚弧焊、气割及电弧发光等作业时均有职业接触机会。

B 毒作用表现

氮氧化物溶解度低，主要进入呼吸道深部，形成硝酸和亚硝酸，使肺毛细血管通透性增加，导致肺水肿。肺水肿的发生常有一定的潜伏期（一般4~12h），接触初期由于症状轻易被忽视，因此应做密切观察，防止肺水肿的发生。慢性影响可致神经衰弱综合征和慢性上呼吸道和支气管炎症。

C 职业禁忌

患有慢性支气管炎、哮喘、肺气肿等疾患者不宜从事接触氮氧化物的作业。

3.2.3.3 一氧化碳

一氧化碳（CO）为无色、无臭、无味、无刺激性的气体。分子量28.01，几乎不溶于水，可溶于氨水。在空气中燃烧为蓝色火焰。空气混合的爆炸极限为2.5%~74%。

A 接触机会

CO 是工业生产中分布最广的一种有害气体，当含碳物质燃烧不完全时均可产生。生产中接触 CO 的作业有：炼铁、炼钢、炼焦；采矿的爆破作业；机械制造工业中的铸造、锻造等；化学工业中用 CO 为原料制造光气、甲醇、甲酸、甲醛、丙酮、合成氨等；耐火材料、玻璃、陶瓷、建筑材料等工业中使用的窑炉；煤气发生炉和煤气炉等。

B　毒作用表现

（1）轻度中毒可出现轻度至中度意识障碍，$\varphi(\mathrm{HbCO}) > 10\%$。

（2）中度中毒意识障碍发展为中度昏迷，$\varphi(\mathrm{HbCO}) > 30\%$。

（3）重度中毒意识障碍程度达深昏迷或并发脑水肿、休克或严重心肌损害，肺水肿或呼吸衰竭，$\varphi(\mathrm{HbCO}) > 50\%$。

3.2.3.4　氰化氢

氰化氢（HCN）无色，有苦杏仁气味，蒸气密度 0.94（相对密度）。易溶于水，形成氢氰酸，但不稳定。HCN 在空气中可燃烧，在空气中的含量（体积分数）达 5.6% ~ 12.8%时可发生爆炸。

A　接触机会

工业上接触 HCN 的生产过程主要有电镀、金属表面渗碳、从矿石中提炼贵重金属、化学工业制造 HCN 等。

B　毒作用表现

HCN 轻度中毒时，出现眼及上呼吸道刺激症状，口唇及咽部麻木，继而可有恶心、呕吐、震颤等；中度中毒，可出现"叹息样"呼吸，皮肤黏膜常呈鲜红颜色，其他症状加重；重度中毒，出现意识丧失，强制性和阵发性抽搐，甚至角弓反张、血压下降、大小便失禁。常伴发脑水肿和呼吸衰竭。

3.2.3.5　硫化氢

硫化氢（H_2S）为无色气体，具有腐败臭蛋气味。蒸气密度 1.19（相对密度）。常积聚在低洼处。易溶于水、乙醇和石油中，呈酸性反应。能和大部分金属起反应形成硫酸盐，而使其呈黑色。

A　接触机会

主要是生产过程和日常生活中的废气。在生产中接触 H_2S 的作业包括：有机磷农药生产时的硫化反应，含硫化合物的生产制造过程，以煤和原油为原料的化肥生产过程等。此外，含硫有机物的腐败场所，如粪坑、下水道、沟渠、矿井、沼泽，海产品仓库等均可产生 H_2S。

B　毒作用表现

轻度中毒主要表现为眼及上呼吸道刺激症状，继之出现头痛、头晕、乏力、呼吸困难等全身性症状。中度中毒可出现化学性肺炎或肺水肿，血压下降。重度中毒可发生肌肉痉挛或强直，大小便失禁，深昏迷等。吸入高浓度的 H_2S 可致患者发生"电击样"死亡。

3.2.3.6　其他气体

A　氨气（NH_3）

氨气为有恶臭的气体，极易溶于水而形成氨水，呈强碱性，能碱化脂肪。常温下，可压缩为液氨。与空气混合时能形成爆炸性气体。用于制造冷冻剂、石油精炼、氮肥工业、合成纤维、鞣革、人造冰、塑料、树脂染料、医药，制造氢氟酸、氰化物和有机腈均使用和接触氨。

其毒作用机制为：（1）减少三磷腺苷阻碍三羧酸循环，降低细胞色素氧化酶的作用；（2）脑氨增加，可产生神经的毒作用；（3）高浓度氨可引起组织溶解坏死作用。皮肤、黏膜的刺激症状，可致角膜及皮肤灼伤。严重时，可产生肺水肿。中毒性肝损害，如肝大、黄疸、转氨酶增高。防治要点：（1）防治肺水肿发生；（2）皮肤污染和灼伤，用大量清水及时冲洗，再用硼酸溶液洗涤；（3）眼灼伤早期彻底清水冲洗，然后再用油膏，防止粘连。

B 光气（$COCl_2$）

光气常温下为无色气体，有霉草气味。微溶于水，可水解成二氧化碳和氯化氢。光气制造，制药，合成橡胶，泡沫塑料生产中的原料，四氯化碳、三氯乙烯氧化，战争毒气等均能接触光气。毒性似氯气，但比氯气大 10 倍，且作用持久。光气分子中的羰基同肺组织内蛋白质酶结合（酰化反应），从而干扰了细胞的正常代谢，损害细胞膜，肺泡上皮和肺毛细血管受损。临床表现有上呼吸道轻度刺激症状。吸入后水解产生盐酸，刺激呼吸道深部引起肺水肿等。

3.2.4 常见有机溶剂毒物

3.2.4.1 理化特性与毒作用特点

溶剂通常为液体，以有机溶剂为主，大多用作清洗、去油污、稀释和提取剂；许多溶剂也用作中间体以制备其他化学产品。工业溶剂约 3000 余种，具有相似或不同的理化特性和毒作用特点，概括如下：

（1）挥发性、可溶性和易燃性。有机溶剂多易挥发，接触途径以吸入为主。脂溶性是有机溶剂的重要特性，这是决定其与神经系统亲和，具有麻醉作用的重要因素；同时又兼具水溶性，故可经皮肤进入体内。多数有机溶剂具有可燃性，如汽油、乙醇等，可用作燃料；有些则属非可燃物，如卤代烃类化合物，用作灭火剂。

（2）化学结构。按化学结构有机溶剂分为若干类（族），同类物的毒性趋于相似。如氯代烃类多具有肝脏毒性，醛类具有刺激性等。基本化学结构为脂肪族、脂环族和芳香族；其功能基团包括卤素、醇类、酮类、乙二醇类、酯类、胺类和酰类等。

（3）吸收与分布。大多数有机溶剂吸入后有 40%~80% 在肺内滞留，体力劳动可使经肺摄入量增加 2~3 倍。有机溶剂多具脂溶性，故摄入后多分布于富含脂肪的组织，包括神经系统、肝脏等；肥胖者接触有机溶剂后，在体内蓄积量多、排出较慢。此外，大多数有机溶剂可通过胎盘，也可进入乳液，从而影响胎儿和乳儿。

（4）代谢与排出。不同溶剂的代谢程度各异，有些可充分代谢，有些则几乎不被代谢。代谢对其毒作用起重要作用。例如，正己烷的毒性与其主要代谢物 2,5-己二酮有关；有些溶剂，如三氯乙烯的代谢，与乙醇相似，可因有限的醇和醛脱氢酶的竞争，而产生毒性的"协同作用"。进入体内的溶剂主要以原形物经呼出气排出，少量以代谢物形式经尿排出。多数溶剂的生物半减期较短，一般为数分钟至数天，故生物蓄积对大多数溶剂来说，不是影响毒作用的重要因素。

3.2.4.2 有机溶剂对健康的影响

（1）职业性皮炎。

皮肤溶剂所致的职业性皮炎，约占总职业性皮炎例数的 20%。有机溶剂几乎全部都能使皮肤脱脂或使脂质溶解而成为原发性皮肤刺激物。典型溶剂皮炎具有急性刺激性皮炎的特征，如红斑和水肿，也可见慢性裂纹性湿疹。有少数工业溶剂能引起过敏性接触性皮炎，个别有机溶剂甚至引起严重的剥脱性皮炎（如三氯乙烯）。

（2）中枢神经系统。易挥发的脂溶性有机溶剂几乎全部能引起中枢神经系统的抑制，多属非特异性的抑制或全身麻醉。溶剂的脂溶性与麻醉力密切相关，麻醉力又与化学物结构有关。例如，碳链长短，有无卤基或乙醇基取代，是否具有不饱和（双）碳健等。

急性有机溶剂中毒时出现到中枢神经系统抑制症状与酒精中毒类似，可表现为头痛、恶心、呕吐、眩晕、步态不稳、语言不清、倦息、嗜睡、衰弱、易激怒、神经过敏、抑郁、定向能力障碍、意识错乱或丧失，以至于死于呼吸抑制。上述急性影响可带来继发性危害，如意外事故增加等。这些影响与神经系统内化学物浓度有关。

（3）周围神经和脑神经。有机溶剂可引起周围神经损害，但仅有少数溶剂对周围神经系统呈特异毒性。例如，二硫化碳、正己烷及甲基正—丁酮能使远端轴突受累，引起两侧对称、感觉运动神经的混合损害，主要表现为手套、袜子样分布的肢端末梢神经炎和感觉异常及衰弱感，有时出现疼痛和肌肉抽搐，远端反射则多呈抑制。

（4）呼吸系统。有机溶剂对呼吸道均有一定刺激作用，高浓度的醇、酮和醛类还会使蛋白变性。溶剂引起呼吸道刺激的部位通常在上呼吸道，接触溶解度高、刺激性强的溶剂如甲醛类，尤其如此。超量接触溶解度低、刺激性较弱的溶剂，常在呼吸道深部溶解，可引起急性肺水肿。长期接触刺激性较强的溶剂还可致慢性支气管炎。

（5）心脏。有机溶剂对心脏的主要影响是心肌对内源性肾上腺素敏感性增强。曾有报道，健康工人过量接触工业溶剂后可以发生心律不齐，如发生心室颤动，可导致猝死。

（6）肝脏。在接触剂量大、接触时间长的情况下，任何有机溶剂均可导致肝细胞损害。

（7）肾脏。四氯化碳急性中毒时，可出现肾小管坏死性急性肾衰竭。多种溶剂或混合溶剂慢性接触可导致肾小管性功能不全，出现蛋白尿、尿酶尿。溶剂接触还可能与原发性肾小球肾炎有关。

（8）血液。苯可损害造血系统，导致白细胞和全血细胞减少，以至出现再生障碍性贫血。某些乙二醇醚类能引起溶血性贫血（渗透脆性增加）或骨髓抑制性再生障碍性贫血。

（9）致癌。在常用溶剂中，苯是已经确定的人类致癌物质，可引起急性或慢性白血病。

（10）生殖系统。大多数溶剂容易通过胎盘脂质屏障，还可进入睾丸。有些溶剂（如二硫化碳）对女性生殖功能和胎儿的神经系统发育均有影响。

3.2.4.3　常见有机溶剂

A　苯

苯（benzene，C_6H_6）在常温下为带特殊芳香味的无色液体，沸点80.1℃，极易挥发，蒸气密度为2.77（相对密度）。自燃点为562.22℃，爆炸极限为1.4%～8%，易着火。微溶于水，易溶于乙醇、氯仿、乙醚、汽油、丙酮、二硫化碳等有机溶剂。

a　接触机会

苯在工农业生产中被广泛使用。作为有机化学合成中的一种常用原料，如制造苯乙烯、苯酚、药物、农药，合成橡胶、塑料、洗涤剂、染料、炸药等；作为溶剂、萃取剂和稀释剂，用于生药的浸渍、提取、重结晶，以及油漆、油墨、树脂、人造革、粘胶和喷漆制造；苯的制造，如焦炉气、煤焦油的分馏、石油的裂化重整与乙炔合成苯；用作燃料，如工业汽油中苯的含量可高达10%（质量分数）以上。

b 毒作用表现

（1）急性中毒。急性苯中毒是由于短时间吸入大量苯蒸气引起。主要表现为中枢神经系统的麻醉作用。轻者出现兴奋、欣快感、步态不稳，以及头晕、头痛、恶心、呕吐、轻度意识模糊等；重者神志模糊加重，由浅昏迷进入深昏迷状态或出现抽搐。

（2）慢性中毒。长期接触低浓度苯可引起慢性中毒，其主要表现为以下几个方面：神经系统方面，多数患者表现为头痛、头昏、失眠、记忆力减退等类神经症，有的伴有自主神经系统功能紊乱；造血系统方面，慢性苯中毒主要损害造血系统，慢性苯中毒的骨髓象主要表现为不同程度的血细胞生成降低，前期细胞明显减少，苯可引起各种类型的白血病，苯与急性髓性白血病密切相关；其他方面还包括，经常接触苯，皮肤可脱脂，变干燥、脱屑以至皲裂，有的出现过敏性湿疹、脱脂性皮炎；苯还可损害生殖系统，对免疫系统也有影响。

c 职业禁忌

（1）血象指标低于或接近正常值下限者；（2）各种血液病；（3）严重的全身性皮肤病；（4）月经过多或功能性子宫出血。

B 甲苯、二甲苯

甲苯（toluene）、二甲苯（xylene）均为无色透明、带芳香气味、易挥发的液体。甲苯沸点110.4℃，蒸气相对密度3.90。二甲苯有邻位、间位和对位三种异构体，其理化特性相近，沸点138.4~144.4℃，蒸气相对密度3.66，均不溶于水，可溶于乙醇、丙酮和氯仿等有机溶剂。

a 接触机会

用作化工生产的中间体，作为溶剂或稀释剂用于油漆、喷漆、橡胶、皮革等工业，也可作为汽车和航空汽油中的掺加成分。

b 毒作用表现

（1）急性中毒。短时间吸入高浓度甲苯和二甲苯可出现中枢神经系统功能障碍和皮肤黏膜刺激症状。轻者表现头痛、头晕、步态蹒跚、兴奋，轻度呼吸道和眼结膜的刺激症状。严重者出现恶心、呕吐、意识模糊、躁动、抽搐，以至昏迷，呼吸道和眼结膜出现明显刺激症状。

（2）慢性中毒。长期接触中低浓度甲苯和二甲苯可出现不同程度的头晕、头痛、乏力、睡眠障碍、记忆力减退等症状。

c 职业禁忌

（1）神经系统器质性疾病；（2）明显的神经衰弱综合征；（3）肝脏疾病。

C 正己烷

正己烷（n-hexane $CH_3(CH_2)_4CH_3$）常温下为微有异臭的液体，易挥发，蒸气相对密度为2.97，沸点68.74℃，自燃点为225℃。几乎不溶于水，易溶于氯仿、乙醚、乙醇。

a 接触机会

正己烷用作植物油的提取和合成橡胶的溶剂，试剂和低温温度计的溶液，还用于制造胶水、清漆、黏合剂和其他产品。

b　毒作用表现

（1）急性中毒。急性吸入高浓度的正己烷可出现头晕、头痛、胸闷、眼和上呼吸道黏膜刺激及麻醉症状，甚至意识不清。

（2）慢性中毒。长期职业性接触，主要累及以下系统：神经系统方面，可引起多发性周围神经病变，其特点为起病隐匿且进展缓慢；心血管系统方面，表现为心律不齐，特别是心室颤动，心肌细胞受损，心肌细胞内镁和钾离子水平降低，但镁和钾离子水平纠正后，心室颤动阈值仍很低；生殖系统方面，正己烷的代谢产物2，5-己二酮可引起睾丸和附睾体重量降低，曲细精管上皮细胞空泡化，精子的形成过程受干扰，但血清尿促卵泡素或睾酮的水平正常；免疫系统方面，血清免疫球蛋白 IgC、IgM、IgA 的水平受到抑制，且与尿中正己烷的代谢产物2，5-己二酮明显相关。

3.2.5　其他常见毒物

其他常见毒物包括苯的氨基和硝基化合物、高分子化合物生产中的毒物、农药等。

3.2.5.1　苯的氨基和硝基化合物

苯的氨基、硝基化合物又称芳香族氨基和硝基化合物，是苯及其同系物的苯环不同位不同置上的氢原子被不同数量的氨基（—NH$_2$）或硝基（—NO$_2$）取代，即成为苯的氨基、硝基化合物。由于卤素（主要为氯）或烃基（甲基、乙基等）可与氨基或硝基共存于苯环上，因此可形成很多种化合物。苯的氨基和硝基化合物中最基本的代表是苯胺和硝基苯。常见的有苯胺、对苯二胺、联苯胺、二硝基甲苯、三硝基甲苯和硝基氯苯等。

（1）理化特性。苯的氨基、硝基化合物在常温下大多数呈固体或液体状，沸点高，挥发性低，难溶或不溶于水，易溶于脂肪和有机溶剂。

（2）主要接触机会。苯的氨基、硝基化合物是化工生产的重要原料或中间体，广泛应用于染料、农药、橡胶、塑料、油漆、合成树脂、合成纤维、香料、油墨、鞋油等工业。苯胺还应用于制药工业，三硝基甲苯作为炸药广泛应用于国防、采矿、开掘隧道。

（3）毒理。在生产条件下，这类化合物主要以粉尘或蒸气的形态存在于空气中，可经呼吸道和完整无损的皮肤吸收。一般脂溶性大的吸收快，液体比固体易吸收，尤其液体化合物经皮肤吸收中毒占主要地位。特别是夏季，皮肤出汗、充血，更能促进毒物的吸收。

由于苯环上所代入的氨基或硝基的位置和数目的不同，苯的氨基、硝基化合物的毒性也不尽相同，但是这类化合物的毒作用有许多共同特性。

（1）血液损害。形成高铁血红蛋白，以苯胺和硝基苯最为典型。高铁血红蛋白的形成，使得血液失去携氧能力，同时也阻止了氧气与血红蛋白的结合，造成机体组织缺氧。这类化合物形成高铁血红蛋白的能力差异很大，其次序为硝基苯胺>苯胺>硝基氯苯>二硝基苯>三硝基甲苯>二硝基甲苯。此外，有些如二硝基酚、联苯胺等则不能形成高铁血红蛋白。此外，苯的氨基和硝基化合物还具有溶血作用。

（2）肝脏损害。有些苯的氨基、硝基化合物如三硝基甲苯、硝基苯、二硝基苯、硝基苯胺等所致职业性肝损害是最常见的，其可直接作用于肝细胞，引起中毒性肝病及肝脂肪变性。有些如间苯二胺、硝基苯胺、对氯硝基苯等则由于溶血作用，使胆红素、血红蛋白、含铁血黄素等红细胞破坏分解产物沉积于肝脏，引起继发性肝损害。

此外，苯的氨基、硝基化合物还可产生晶体损害、皮肤损害和致敏作用、神经系统损害、泌尿系统损害，并具有一定致癌作用。

3.2.5.2 高分子化合物生产中的毒物

高分子化合物简称高分子，分子质量高达几千至几百万，一般在 $10^4 \sim 10^7$ 范围内，其化学组成很简单，一般由一种或几种单体，经聚合或缩聚而成，故又称聚合物。聚合是指许多单体连接起来形成高分子化合物的过程，此过程中不析出任何副产品。缩聚是指单体间首先缩合析出一分子的水、氨、氯化氢或醇以后，再聚合为高分子化合物的过程，例如酚醛树脂，是由苯酚与甲醛缩聚而成。

高分子化合物具有力学、热学、声学、光学、电学等许多方面的优异性能，表现为高强度、质量轻、隔热、隔音、透光、绝缘性能好、耐腐蚀、成品无毒或毒性很小等特性。广泛应用于工业、农业、化工、建筑、通讯、国防、日常生活用品等方面，也广泛应用于医学领域。特别是在功能高分子材料方面，应用、研究、开发工作日益活跃。

高分子化合物的生产过程，可分为四个部分：（1）生产基本的化工原料；（2）合成单体；（3）单体聚合或缩聚；（4）聚合物树脂的加工塑制和制品的应用。其基本生产原料有煤焦油、天然气、石油裂解气和少数农副产品等。在高分子化合物生产过程的每个阶段，作业者均可接触到不同类型的毒物。而主要来自于三个方面：（1）生产基本的化工原料、合成单体、单体聚合或缩聚生产过程；（2）生产中的助剂；（3）树脂、氟塑料在加工、受热时产生的毒物。

高分子化合物本身无毒或毒性很小，其生产中的职业中毒，多发生于单体制造，在单体生产和聚合过程中，可接触各种助剂（添加剂），包括催化剂、引发剂（促使聚合反应开始的物质）、调聚剂（调节聚合物的分子量达一定数值）、凝聚剂（使聚合形成的微小胶粒凝聚成粗粒或小块）。高分子化合物生产中的常见毒物包括氯乙烯（vinyl chloride，又称乙烯基氯）、含氟塑料、丙烯腈（又称乙烯基氰）等。此外，某些高分子化合物粉尘，可致上呼吸道黏膜刺激症状。如酚醛树脂、环氧树脂等对皮肤有原发性刺激或致敏作用，聚氯乙烯等高分子化合物粉尘对肺组织具有轻度致纤维化作用。

3.2.5.3 农药

农药（pesticide）是指用于消灭、控制危害农作物的害虫、病菌、鼠类、杂草及其他有害的动植物和调节植物生长的各种药物，包括提高这些药物效力的辅助剂、增效剂等。农药使用范围很广，畜牧、卫生部门等也需要应用。

农药的种类繁多，按其主要用途可分为杀虫剂、杀螨剂、杀菌剂、杀软体动物剂、杀线虫剂、杀鼠剂、除草剂、脱叶剂、植物生长调节剂等。其中以杀虫剂品种最多，用量最大。

各种农药的毒性相差悬殊，有些制剂如微生物杀虫剂、抗生素等实际无毒或基本无毒，大部分品种为中毒或低毒，也有些品种为剧毒或高毒。职业性农药中毒主要发生在农药厂工人及施用农药的人员中。在农药生产过程中尤其在出料、分装和检修时，车间空气中农药的浓度较高，皮肤污染与接触机会较多，易引起中毒。施用农药中，在配料、喷洒及检修施药工具时，衣服、皮肤可被农药沾染，特别在田间下风侧喷药、拌种及在仓库内熏蒸，还会吸入农药雾滴、蒸气或粉尘，较易发生中毒。在装卸、运输、供销、保管过程中，如管理和防护不足，也可引起中毒。

由于害虫对农药抗药性增加，为提高杀虫药效，近年来常使用两种或两种以上的农药。所以，农药混剂的生产和使用量也随之迅速上升。我国发展的混配农药，主要以杀灭害虫为主，当前多以有机磷农药为主体，配以拟除虫菊酯、氨基甲酸酯等其他杀虫剂制成的二元混剂。混配农药的职业卫生问题日益受到各方面的关注。混配农药的毒性大多呈相加作用，少数可为协同作用，例如马拉硫磷与异丙威混配。因此，混配农药对人、畜的危害性较大。

3.3　职业中毒的处理原则

慢性职业中毒是由于长期接触低浓度生产性毒物引起，病程初期由于症状极不明显，同时，早期的症状又与许多一般慢性病相似，往往不能引起病人的重视和容易造成医务人员的忽视而延误了诊断。因此，对凡是参加有毒有害作业的工人均应重视职业史和认真体检，对可疑早期中毒者实行密切观察和早日确诊，一旦诊断为职业中毒后，应马上根据病情轻重，尽量让病人脱离有毒作业环境（不能完全脱离有毒作业者，其生产场所的毒物浓度一定要降到最高容许浓度以下），积极进行治疗，治疗原则如下。

（1）解毒药的应用。除了应用合适的解毒药，同时给予对症处理。注意加强营养，补充维生素，以增强和调动机体的抗毒能力。患者应保持乐观情绪，积极配合治疗，适当参加体育锻炼，解除顾虑，增加战胜疾病的信心。

（2）治疗后处理。经适当治疗，病情好转或痊愈，应对患者进行劳动能力鉴定，提出工作安排方面的原则意见。劳动能力的鉴定，可分为以下几级：

1）继续休息。如职业中毒已使劳动力受影响，或有明显后遗症，应继续半天或全天休息。

2）调离原工作岗位，适当安排工作。中、重度治疗后，明显好转者。

3）可不调离原工作岗位。有些职业中毒后可恢复原工作，一般是轻度中毒者。

急性中毒病情发展很快，现场处理是对急性中毒者的第一步处理。及时、正确地做好现场抢救常能使濒死者复苏，一些简易的措施常能使生命垂危者减轻受害程度，争取时间，为进一步治疗、避免后遗症创造条件。一般处理原则包括：

（1）切断毒源；（2）搞清毒物种类、性质，采取相应防护措施；（3）尽快使患者脱离中毒现场后，松开钮扣、腰带，呼吸新鲜空气；（4）发现呼吸困难或停止时，进行人工呼吸（氰化物类剧毒，禁口对口呼吸）；（5）心脏骤停者，立即进行胸外心脏按压等手段；（6）发生三人以上多人中毒事故，要注意分类，先重者后轻者，注意现场的抢救指挥，防止混乱。

3.4　防治职业中毒综合措施

防治职业中毒综合措施的含义，就是要根据工业生产中职业性有害物质危害的具体情况和条件，从多方面来采取措施从组织层面而言，组织管理措施、卫生技术措施、卫生保健措施这些宏观层面的措施，将会在第 7、8 章做进一步介绍。本节主要以 3E 原则为指导，从控制职业性有害因素的扩散、控制职业性有害因素作用条件、控制人的因素、加强健康教育、生产环境监测、加强管理，严格建设项目的"三同时"制度等六个方面进行论述。

（1）采用工程技术措施，控制职业性有害因素的扩散。应采用工程技术措施，尽早消除和减轻危害，预防和控制职业性中毒的危害，着重在以下几个方面。

1）采用适当的生产工艺，包括加料、出料包装等方法，以减少空气污染，储存中注意温、湿度，用低毒物质代替高毒物质。

2）对粉尘、有毒蒸气或气体的操作在密闭情况下进行，辅以局部吸风，有热毒气发生时，可采用局部排气罩，控制职业性铅有害因素的扩散。

3）采取远距离操作、自动化操作，辅以个人防护用品，防止直接接触。

（2）控制职业性有害因素的作用条件。职业有害因素的作用条件是能否引起职业病的决定性前提之一。其中最主要的是接触机会和作用强度（剂量），决定接触机会的主要因素是接触时间。因此，在保护职业人群健康时，还应考虑作用条件，改善环境措施，严格执行卫生标准来达到控制职业性铅有害因素。

（3）控制人的因素。为了预防职业性有害因素对接触人的危害，应重点加强第一级和第二级预防，以便及早发现受到影响的人。

1）加强健康监护，健康监护的基本内容包括健康检查、健康监护档案建立、健康状况分析和劳动能力鉴定等。

健康检查包括就业前健康检查和定期健康检查。就业前健康检查是指对准备从事某种作业人员进行的健康检查，目的在于了解受检查者原来健康状况和各项基础数据，要发现职业禁忌证。

健康监护档案主要包括：①职业史和病史；②家族史（重点是遗传性疾病史）；③基础健康资料，重点有就业前有关指标的水平；④接触职业性有害因素及水平；⑤与职业有关的监护项目；⑥其他，包括嗜好及生活方式。健康监护卡应每个工人一份，编号保管。健康状况分析中常需计算职业病、工作有关疾病和工伤的发病率、平均发病工龄及病缺勤率等。

2）加强个人防护，个人防护用具包括呼吸具（防尘防毒用的口罩、面罩）、面盾（防紫外线）、防护服（防酸、碱、高温）、手套（防振动）、鞋等，应根据危害接触情况而选用。

3）食用保健膳食。为增强机体抵抗力，保护受职业危害作用的靶组织、靶器官，应根据接触职业性有害因素作用性质和特点，适当补充某些特殊需要的营养成分。

（4）加强健康及安全教育。使人们正确认识职业性有害因素，提高自我保健意识，自觉参与预防，并做好个人卫生和培养良好的卫生习惯，不在车间内吸烟、用餐，普及现场抢救知识。

（5）生产环境监测。生产环境监测是识别、评价职业有害因素的一个主要依据。其目的是掌握生产环境中职业性有害因素的性质、种类、强度（浓度）及其时间、空间的分布状况，为评价职业环境是否符合卫生标准提供依据；为研究接触水平，反应关系提供基础资料；鉴定预防措施的效果等。为此，应根据生产实际情况及监测目的，建立定期监测制度及卫生档案制度。

（6）加强管理，严格建设项目的"三同时"制度。国家法律法规规定，对人的生命安全有影响的建设项目，在项目的可行性研究、设计、施工、投产等环节，要严格执行

"三同时"制度,对可能产生职业性中毒的项目,必须按照有关规定,在技术、工艺和设备方面采取措施,有效控制职业性中毒。

‖ 知识拓展 ‖

不重视职业健康检查的后果很严重

作业过程中可能接触职业健康危害因素的劳动者,上岗前、在岗期间及离岗时都需做职业健康体检。近年来,随着政府部门监管力度的加大,越来越多的用人单位已经意识到为员工进行职业健康检查的重要性。与此同时,市疾控中心通过职业健康体检发现的疑似职业病人不断增加,尤其是近两年来职业性噪声聋病例明显增多。

据长沙市疾病预防控制中心体检中心主任李继猛介绍,造成职业性噪声聋的原因很多,其中非常重要的一个原因就是企业和劳动者忽视了平常的职业健康检查。他列举出近年来发生的5大职业性健康损害典型案例,告诫用工单位和从事有职业病危害作业因素的劳动者,职业人群在上岗前、在岗期间及离岗时,都需由用工单位组织开展职业健康体检,以保障劳动者的健康权益。

【典型案例1】　　在岗体检减掉"血常规"患白血病工人要求公司赔偿

2012年4~9月,某电子科技公司组织所有员工在某综合医院进行体检,为降低体检费用,去除了血常规检查项目。当年10月和12月,该公司员工金某和田某(化名)因身体不适,在某省级医院检查确诊为"白血病"。两人遂怀疑患白血病与工作岗位接触"天那水"有关,向疾控中心申请职业病诊断,却因缺少职业健康检查机构出具的体检报告,诊断依据不充分,未能诊断为职业病,公司拒绝赔偿。双方反复协商未果,两人吵闹到公司,导致公司无法正常运转。

专家观点:职业健康体检是《中华人民共和国职业病防治法》明确要求用人单位为接触职业病危害因素的劳动者进行的体检,对企业而言,这是一种强制性的体检责任,必须由省级卫生行政部门认定审批的有资质的机构方能开展,其出具的体检报告将针对不同工种或岗位所接触的不同职业病危害因素提出是否可以从事该项作业的建议。很多企业误将职业健康体检等同于福利性体检,到综合医院为员工进行体检,不具备法律效力,花了钱却没能规避自己的责任和风险。还有的企业为了节约成本,不为职工进行职业健康体检或有意减少体检项目,造成劳动者罹患职业病,诊断困难,引起纠纷。

备注:本案例中提及的"天那水"也叫香蕉水、去污水,主要成分为苯、甲苯、二甲苯。长期接触此类物质可引起以造血系统损害为主的职业病,初期表现为血细胞下降,继而是血小板、红细胞下降,致再生障碍性贫血,甚至白血病。短期大量接触苯蒸气也可出现烦躁不安、昏迷,甚至是再生障碍性贫血。

【典型案例2】　　无视岗前体检某机械企业员工多有听力损伤

某机械企业以往招聘噪声岗位作业人员从未组织过上岗前体检。近年来,该企业不断有员工反映:感觉自己的听力急剧下降,影响到日常工作和生活交流。为此,该企业对噪声作业人员进行了首次在岗体检,发现员工大多出现不同程度的听力受损,甚至有些员工已达到职业性噪声聋的诊断标准。若让有听力损伤的员工继续从事噪声作业，将进一步加剧对员工健康的影响。而与劳动者解除劳动合同，又将面临大量熟练的技术工人流失，影响企业生产，而且公司也难以支付巨额赔偿。无视岗前健康体检酿下的苦果让企业陷入了两难境地。

专家观点：轻度耳聋、高频听力下降都是噪声作业的职业禁忌证。进行上岗前职业健康体检的主要目的就是发现职业禁忌人群，将不适宜从事噪声作业的劳动者筛查出来，调整到适合其身体状况的岗位，使其免受噪声的危害。此外，在岗期间为员工定期进行职业健康体检，也是及时发现是否出现早期听力损伤的重要措施，如能早期干预，作业期间佩戴防噪声耳塞或及时调离噪声岗位，可有效防止劳动者的听力进一步受损。

【典型案例3】　先体检再离职工人获得应有的补偿

41 岁的李女士在某厂从事包装作业 18 年，工作中接触铅。今年初因企业升级改造淘汰落后工艺，重新组聘人员，安排工人进行离岗时体检。4 月，李某经疾控中心诊断为"职业性中度铅中毒"。企业安排她到专业医院进行了驱铅治疗，7 月初人社部门对她进行了劳动能力鉴定，结果为工伤 8 级。企业对李女士进行了妥善安置，并按规定给予了补偿金。

专家观点：离岗时的职业健康体检，与上岗前、在岗期间是同等重要的，不要因为即将离开该企业或者以后不干这一行了，而忽视离岗时体检。离岗时体检可以鉴别劳动者是否因从事某项作业而造成了职业健康损害，这对于劳动者申请职业病诊断或者去其他企业工作都是有帮助的。

名词解释：

职业禁忌证——劳动者从事特定职业或者接触特定职业病危害因素时，比一般职业人群更易于遭受职业病危害和罹患职业病，可能导致原有自身疾病病情加重，或者在作业过程中诱发可能导致对他人生命健康构成危险的疾病的个人特殊生理或病理状态。

在岗期间职业健康检查——长期从事规定的需要开展健康监护的职业病危害因素作业的劳动者，应进行在岗期间的定期健康检查。定期健康检查的目的主要是早期发现职业病病人或疑似职业病病人以及劳动者的其他健康异常改变；及时发现有职业禁忌的劳动者；通过动态观察劳动者群体健康变化，评价工作场所职业病危害因素的控制效果。

离岗时职业健康检查——劳动者在准备调离或脱离所从事的职业病危害作业或岗位前，应进行离岗时健康检查，主要目的是确定其在停止接触职业病危害因素时的健康状况。如最后一次在岗期间的健康检查是在离岗前的 90 日内，可视为离岗时检查。

习题与思考题

3-1　如何诊断职业性铅中毒？

3-2　试述苯的接触机会、毒作用表现、诊断分级和预防。

3-3　苯中毒案例分析。

  季某，女，22 岁，某乡镇皮鞋厂制帮车间工人。因月经过多入院治疗。患者 2 年前即在该车间工作，车间无任何防护措施。刷牙易出血，常感冒，经常头晕、四肢无力，伴恶心。近一年来症状加重，多噩梦，记忆力减退。同车间工人也有类似表现。个人史、既往病史、家族史均无特殊。

  实验室检查：白细胞 $2.4×10^9$ g/L，血红蛋白 51.9g/L，血小板 $40×10^9$ g/L。骨髓象增生活跃，粒红比例 1.2∶1，粒细胞系统可见中性粒细胞质内有中毒性颗粒；粒红细胞系成熟障碍，巨核细胞少伴血小板生成障碍。

  请分析讨论以下问题：

  （1）该工人上述表现与其职业活动有无直接关系，为什么？

  （2）为进一步明确与职业暴露的关系，需进行哪些职业卫生学现场调查？

  （3）应采取哪些职业卫生措施开展预防和控制工作？

3-4 职业性镉中毒案例分析。

  2004 年，惠州超霸、先进电池有限公司员工先后被发现尿镉超标，其中有 177 人被确认为观察对象，2 人被诊断为慢性镉中毒。2004 年 10 月 14 日，65 名被确认为尿镉超标的员工向惠州市中级法院提起民事诉讼，要求他们曾供职的惠州超霸电池有限公司、惠州先进电池有限公司赔偿镉感染造成的损失。2005 年 16 名在职员工和 1 名离职员工将惠州超霸电池有限公司告上法庭，提出每人 25 万元的索赔请求。（备注：该案曾被中国管理联盟评为 2005 年度十大劳动争议案件）

  试分析讨论以下问题：

  （1）镉的职业接触机会有哪些？镉中毒的防治措施有哪些？

  （2）试分析镉的毒性及其临床表现。

  （3）试分析该事件对于推动职业病立法及相关工作的积极意义。

职业性尘肺病及其他呼吸系统疾病

4.1　生产性粉尘

4.1.1　生产性粉尘来源

生产性粉尘是指在生产过程中产生的能较长时间浮游在空气中的固体微粒。许多工业生产过程中都会产生粉尘，常见的如采矿和隧道的打钻、爆破、搬运等，矿石的破碎、磨粉、包装等；机械工业的铸造、翻砂、清砂等；玻璃、耐火材料等工业，均可接触大量粉尘、煤尘。

生产性粉尘的主要来源有：

（1）固体物料经机械性撞击、研磨、碾轧而形成，经气流扬散而悬浮于空气中的固体微粒。

（2）物质加热时产生的蒸气在空气中凝结或被氧化形成的烟尘。

（3）有机物质的不完全燃烧，形成的烟。

4.1.2　生产性粉尘分类

4.1.2.1　根据生产性粉尘的性质分类

（1）无机性粉尘。无机粉尘根据来源不同又可分金属性粉尘，如铝、铁、锡、铅、锰等金属及化合物粉尘；非金属的矿物粉尘，如石英、石棉、滑石、煤等以及人工无机粉尘，如水泥、玻璃纤维、金刚砂等。

（2）有机性粉尘。有机性粉尘可分为植物性粉尘，如木尘、烟草、棉、麻、谷物、茶、甘蔗等粉尘；动物性粉尘，如畜毛、羽毛、角粉、骨质等粉尘；人工有机粉尘，如炸药、有机染料等粉尘。

（3）混合性粉尘。混合性粉尘是指上述两种或两种以上各类粉尘的混合物，如金属研磨时，金属粉尘和磨料粉尘的混合物；煤矿开采时，岩尘和煤尘的混合物。

4.1.2.2　根据生产性粉尘粒子大小分类

生产性粉尘的理化特征、在空气中的运动状况以及其进入机体后的生物学作用等，均与其粒子大小有着密切的关系，因此，根据粉尘粒子大小可以分为以下几类。

（1）固体粉尘。粒子直径大于 $10\mu m$，在静止空气中以加速度下降，不扩散。

（2）尘雾。粒子直径介于 $10\sim0.1\mu m$，在静止的空气中，以等速度降落，不易扩散。

（3）烟尘。粒子直径为 $0.1\sim0.01\mu m$，因其大小接近于空气分子，受空气分子的冲撞成布朗运动（不规则运动），几乎完全不沉降或非常缓慢而曲折地降落。

4.1.3　生产性粉尘的理化性质

生产性粉尘对人体的危害程度与其理化性质、生物学作用以及防尘措施等有着密切关系。在卫生学上，常用的粉尘理化性质包括粉尘的化学成分、分散度、溶解度、密度、形状、硬度、荷电性和爆炸性等。

（1）粉尘的化学成分和浓度。粉尘的化学成分、浓度和接触时间是直接决定粉尘对人体危害程度的重要因素。对于同一种粉尘，它的浓度越高，与其接触的时间越长，对人体危害越重。当粉尘中游离 SiO_2 质量分数高于70%时，易形成以结节性为主的弥漫性纤维病变；当粉尘中游离 SiO_2 质量分数低于10%时，肺内病变则以间质纤维化为主。

（2）分散度。分散度是用来表示粉尘颗粒大小的组成。粉尘被吸入机体的概率与其稳定程度（粉尘在空气中呈浮游状态存在的持续时间）有密切关系，分散度越高的粉尘，沉降速度越慢，稳定程度越高，被机体吸入的机会就越大。分散度还与粉尘在机体呼吸道中的阻留有关，尘粒越大，被阻留于上呼吸道的可能性越大；尘粒越小，通过上呼吸道而吸入肺内的机会越多，危害也就越大。

（3）溶解度与密度。溶解度大小和人体危害程度的关系与粉尘作用性质有关。主要呈化学毒副作用的粉尘，危害作用随溶解度的增加而增强；主要呈机械刺激作用的粉尘，危害作用随溶解度的增加而减弱。

粉尘颗粒密度的大小与其在空气中的稳定程度有关。尘粒大小相同，密度大者沉降速度快、稳定程度低。

（4）形状与硬度。粉尘的形状对其稳定程度具有一定的影响作用。质量相同的尘粒越接近球形，在沉降时所受阻力越小，沉降速度越快。锐利而坚硬的尘粒往往引起机械损伤较大，柔软的长纤维状有机粉尘，易沉着于气管、大中支气管的黏膜上，使呼吸道黏膜覆盖着一层绒毛样物质，易产生慢性支气管炎及气管炎。

（5）荷电性。尘粒由于在粉碎和流动过程相互摩擦或吸附了空气中的离子而带电。尘粒的荷电量不仅取决于尘粒的大小和密度，还与作业环境的湿度和温度有关。温度升高时，荷电量增加；湿度增加时，荷电量降低。

尘粒的荷电性对粉尘在空气中的稳定程度有一定的影响作用。同性电荷相斥，增加了尘粒浮游在空气中的稳定性；异性电荷相吸，可促进尘粒凝集、加速沉降。

（6）爆炸性。高分散度的煤炭、糖、面粉、硫黄、铝、锌等粉尘在适宜的浓度下，遇到明火、火花、放电时可发生爆炸。

4.1.4　生产性粉尘的危害

生产性粉尘由于种类和理化性质的不同，对机体的损害也不同。按其作用部位和病理性质，可将危害归纳为职业性尘肺病及其他呼吸系统疾病、局部作用、全身中毒、变态反应和其他5部分。

（1）职业性尘肺病及其他呼吸系统疾病。职业性尘肺病及其他呼吸系统疾病是由于人体在从事工作的过程中，长期吸入生产性粉尘而引起的以肺组织纤维化病变为主的全身性疾病。它是职业性疾病中影响最广、危害最严重的一类疾病。

（2）局部作用。吸入的粉尘颗粒作用于呼吸道黏膜，早期引起其功能亢进、充血、毛细血管扩张，分泌增加，从而阻留更多粉尘，久之则酿成肥大性病变，黏膜上皮细胞营养不足，最终造成萎缩性改变。粉尘产生的刺激作用，可引起上呼吸道炎症；沉着于皮肤的粉尘颗粒可堵塞皮脂腺，易于继发感染而引起毛囊炎、脓皮病等。作用于眼角膜的硬度较大的粉尘颗粒，可引起角膜外伤及角膜炎等。

（3）全身中毒作用。吸入含有铅、锰、砷等毒物的粉尘，可被吸收引起全身中毒。

（4）变态反应。某些粉尘，如棉花和大麻的粉尘可能是变应原，可引起支气管哮喘、上呼吸道炎症和间质性肺炎等。

（5）其他。某些粉尘具有致癌作用，如接触放射性粉尘可致肺癌，石棉尘可引起间皮瘤。沥青粉尘沉着于皮肤，可引起光感性皮炎等。

4.2 典型职业性尘肺病及其他呼吸系统疾病

4.2.1 职业性尘肺病及其他呼吸系统疾病的定义

职业性尘肺病及其他呼吸系统疾病是由于人体在生产活动中吸入粉尘而引起的以肺组织纤维化病变为主的疾病。由于吸入粉尘的种类和性质不同，肺部病变的发生、发展情况也各有不同，按其病因可分为硅肺、硅酸盐肺、混合性尘肺和其他尘肺。

根据国家卫生和计划生育委员会颁布的 GBZ 70—2015《职业性尘肺的诊断》，职业性尘肺病及其他呼吸系统疾病按其病理变化、X 线所见、临床表现分为 Ⅰ、Ⅱ、Ⅲ三期。

有下列表现之一者为 Ⅰ 期：

（1）总体密集度 1 级的小阴影，分布范围至少达到 2 个肺区；

（2）接触石棉粉尘，有总体密集度 1 级的小阴影，分布范围只有 1 个肺区，同时出现胸膜斑；

（3）接触石棉粉尘，小阴影总体密集度为 0，但至少有两个肺区小阴影密集度为 0/1，同时出现胸膜斑。

有下列表现之一者为 Ⅱ 期：

（1）有总体密集度 2 级的小阴影，分布范围超过 4 个肺区；

（2）总体密集度 3 级的小阴影，分布范围至少达到 4 个肺区；

（3）接触石棉粉尘，有总体密集度 1 级的小阴影，分布范围超过 4 个肺区，同时出现胸膜斑并已累及部分心缘或膈面；

（4）接触石棉粉尘，有总体密集度 2 级的小阴影，分布范围超过 4 个肺区，同时出现胸膜斑并已累及部分心缘或膈面。

有下列表现之一者为 Ⅲ 期：

（1）有大阴影出现，其长径不小于 20mm，短径不小于 10mm；

（2）有总体密集度 3 级的小阴影，分布范围超过 4 个肺区并有小阴影聚集；

（3）有总体密集度 3 级的小阴影，分布范围超过 4 个肺区，同时单个或两侧多个胸膜斑长度之和超过单侧胸壁长度的 1/2 或累及心缘使其部分显示蓬乱。

4.2.2 硅肺

硅肺旧称"矽肺"，是由于长期吸入大量游离二氧化硅粉尘所引起的以肺部组织纤维化为主的疾病，严重者可影响肺功能，丧失劳动能力，甚至发展为肺心病、心衰及呼吸衰竭。此病多见于矿工，尤其是掘进工人，以及有大量石英、陶瓷和耐火材料等粉尘接触史者，发病一般较为缓慢，一般为 5~10 年，长者可达 20 年。如果防尘工作做得不好，接触粉尘 1~2 年也可能发病。这种发病时间短、病情进展快的硅肺，称为"速发性硅肺"。另外，有的工人接触一段时间较高浓度的硅尘后，脱离作业时未发病，但经过若干年后才发生硅肺，称为"晚发性硅肺"。因此，对已调离硅尘作业的工人还应作长期观察和定期体检。

4.2.2.1　硅尘作业

化学元素"硅"的旧称是矽。硅尘作业就是接触含游离二氧化硅百分之十以上的粉尘作业。在自然界中，游离二氧化硅分布很广，在 16km 以内的地壳内约占 25%，在 95% 的矿石中均含有数量不等的游离二氧化硅，如石英中的游离二氧化硅达 99%，砂石岩中含 80%，花岗岩中含 65% 以上。因此，进行硅尘作业的工种有很多，主要有采矿业、矿石及岩石的加工业、玻璃制造业、陶瓷及搪瓷业、铸造业等。同时开凿隧道、开山筑路、水利建设、国防施工、地质勘探等行业均伴随着硅尘产生。

4.2.2.2　硅肺临床表现

硅肺的临床表现主要有 3 种形式：慢性硅肺、急性硅肺和介于两者之间的加速性硅肺，以慢性硅肺最为常见。

（1）症状。由于肺脏的代偿功能，硅肺患者可能较长时期无明显临床症状，但随着病变发展，症状增多，主要表现为呼吸困难、咳嗽、咳痰、咯血等，晚期硅肺患者常有食欲减退、体力衰弱、体重下降、盗汗等症状。

（2）体征。早期硅肺多无特殊体征，随病情的发展，继发症和并发症增多，体征逐渐显现出来，但特异性不强，主要是呼吸和循环系统体征。如肺气肿时，可出现桶状胸，叩诊呈过清音，听诊呼气音延长，呼吸音减弱等症状，合并感染时两肺可听到干湿罗音。晚期硅肺伴有肺心病或出现心力衰竭时，还可见一系列相应体征。

（3）X 线表现。X 线胸片是诊断硅肺的主要方法。主要表现为结节阴影（直径一般在 1~3mm）、网状阴影或（和）大片融合病灶。其次为肺门改变、肺纹理改变和胸膜改变。接触硅尘含量高和浓度大的硅肺患者，常以圆形或类圆形阴影为主，早期出现于两中下肺的内中带，以右侧为多，随后逐渐向上扩展，也可先出现在两上肺叶。含硅尘量低或为混合性粉尘，多以类圆形或不规则阴影为主。大阴影一般多见于两肺上叶中外带，常呈对称性具跨叶的八字形，其外缘肺野透亮度增高。因大块肺纤维化收缩使肺门上移，使增粗的肺纹呈垂柳状，并出现气管纵隔移位。肺门阴影密度增加，有时可见"蛋壳样钙化"的淋巴结。胸膜可有增厚、粘连或钙化的改变。

4.2.2.3　硅肺并发症

单纯硅肺的病情发展是比较缓慢的，但硅肺病人由于两肺发生广泛性纤维组织增生，肺组织的微血管循环受到障碍，抵抗力下降，因而容易并发结核、支气管感染、肺心病、自发性气胸等，促使硅肺病病情加重、恶化甚至死亡。

（1）肺结核。肺结核是硅肺最常见的并发症，高达 20%~50%，并且随着硅肺病期的进展而增加。硅肺并发肺结核时，会相互促进，加速恶化，常出现发热、咳血等毒性症状。

（2）肺部感染。硅肺患者由于呼吸道的防御功能和机体的免疫功能均下降，引起非典型肺炎、急性卡他性肺炎和大叶性肺炎等，可加重硅肺的症状，诱发呼吸衰竭和死亡。因此，应积极预防和治疗呼吸道感染，尤其对晚期硅肺具有重要意义。

（3）慢性支气管炎及肺心病。长期吸入粉尘使支气管纤毛上皮受到损伤。肺部弥漫性纤维化造成的支气管狭窄、引流不畅，易受到细菌和病毒的感染，并发慢性支气管炎和肺心病，严重感染时可诱发呼吸衰竭和右心衰竭。

（4）自发性气胸。硅肺患者因肺气肿使肺泡壁变薄，肺泡内压力增加就会引起肺泡破裂，空气进入胸膜腔形成自发性气胸。肺部感染、剧咳、用力为常见诱因。常见的症状为突然呼吸困难加重并伴有胸痛，严重者可引起休克或半昏迷状态，甚至导致窒息死亡。

4.2.2.4　硅肺治疗

硅肺为进行性肺疾病，即使停止接触硅尘，病变仍可进展，多年来国内外为防治硅肺做了大量研究工作，但迄今尚缺乏可靠而有效的疗法。

（1）一般治疗。硅肺患者立即脱离硅作业环境。根据病情分期、临床表现、肺功能改变等情况进行劳动力鉴定，然后安排适当的劳动和休息，尽力维护患者的身体健康状态。

（2）药物治疗。对已确诊为硅肺的患者，临床应用的药物有汉甲素、柠檬酸铝、羟基哌喹和克硅平等，它们分别用于硅肺发生、发展的不同环节，但治疗硅肺的确切机制尚未完全明了。

（3）个人维护。患者从整体出发，调整机体功能，增强全身抵抗力。注意养成健康的生活习惯，并进行合理适度的保健锻炼，增强免疫力。同时要预防并发症的发生，预防感冒、上呼吸道感染，改善不良生活习惯，如饮酒、吸烟。

硅肺患者多有不同程度的营养不良，可使呼吸肌蛋白分解和肌纤维结构发生变化，导致呼吸肌疲劳，从而加重呼吸困难。因此应及时补充营养，少量多餐，食物以蛋白质和糖类为主，供给足够的热量，维生素及微量元素。宜多吃含高蛋白质、含钙质丰富的新鲜瓜果蔬菜食物。

硅肺患者经过综合治疗，寿命可以延长到一般人的平均寿命，但其劳动力可能不同程度的丧失。

4.2.3　煤工尘肺及其防治

煤炭一直是我国的主要能源，在煤矿的开采过程中，煤矿工人要接触大量的煤尘，长期的慢性接触，就可能导致职业病——煤工尘肺，使作业者劳动能力下降，生活质量降低。煤工尘肺是煤炭企业发病人数最高、危害最严重的职业病。

4.2.3.1　煤工尘肺分类

煤工尘肺是指煤矿工人长期吸入生产环境中粉尘所引起的肺部病变的总称，分为煤肺和煤硅肺两类。煤肺是指长期吸入煤尘（含5%以下游离二氧化硅）引起肺组织的纤维化。多见于采煤工、选煤工、煤炭装卸工。煤硅肺是指长期吸入大量煤硅尘引起的以肺纤维化为主的疾病，致病因素为煤尘和其中含有的游离二氧化硅，主要见于生产硬煤和无烟煤工人。生产性环境中很少有单纯煤尘存在，通常是煤硅混合尘。

（1）煤肺。煤肺的病理类型属于尘斑型尘肺。眼观肺部如同浸在墨汁中的海绵一样质地柔软而经黑。煤斑的重要性在于它是重症煤硅肺病变大块纤维化的形成基础。煤斑直径 1~4mm，质地软，色墨黑，融合后可增大并联合成片。当呼吸细支气管排出煤尘超负荷时，粉尘及尘细胞则淤积在一级和二级呼吸细支气管周围的淋巴管内形成肉眼可见的尘斑。呼吸支气管平滑肌因受压萎缩，致使管腔扩张。由于这些呼吸支气管位于次级肺小叶（腺泡）的中心部位，所以在一个肺小叶中可见到 5~6 个煤斑。镜检，煤斑呈星芒状，紧伴扩大的呼吸支气管腔，由大量噬煤尘细胞组成，其中交织大量网织纤维及少数胶原纤维。煤斑分布于全肺，以肺上叶数量最多。煤肺的肺泡内多见成堆的饱噬煤尘的巨噬细胞，体积比一般巨噬细胞大 2~3 倍。沉积于胸膜下和肺小叶间隔的煤尘和煤尘细胞，则形成眼观的黑线，为肺大叶和肺小叶勾画出清晰的轮廓，在全肺大切片中最易观察。肺内偶有煤硅结节形成。肺引流淋巴结肿大明显，只有煤尘及尘细胞聚集而少胶原纤维增生。

（2）煤硅肺。煤硅肺的病理改变基本上属于混合型（兼有间质型和结节型两者的特征）。以掘进作业为主的工人中所发生的煤硅肺，由于粉尘中二氧化硅含量较高，故肺部病变以结节占优势；而以采煤作业为主的工人中所发生的煤硅肺，由于煤尘中二氧化硅含量较低，则主要表现为弥漫性间质纤维性变。

煤硅肺临床症状的轻重程度和病程长短，视接触粉尘浓度高低和夹杂游离二氧化硅的含量多少而定。煤硅肺的 X 线表现主要是纹理增多、增粗，常呈波浪状和串珠状，在肺野下部常见紊乱、交错、卷曲现象。在肺纹理间可见细网，这是煤硅肺的重要特征之一。构成网影的病理基础是肺间质纤维化，这种纤维性变是弥漫性的，是沿着细小的肺血管、支气管、淋巴管、小叶、细叶以及肺泡间隙周围发展起来的，这些条索状纤维相互连接和交织而成网状分布。泡性肺气肿及周围，受挤压的肺组织等可能也参与网影的形成。硅肺至Ⅱ期时，网影逐渐减少，而煤硅肺至Ⅱ期时，网影一般可不减少，有的甚至进一步增多。肺野表现稍模糊，呈磨玻璃样或面纱样改变。Ⅲ期煤硅肺的融合块状阴影与硅肺相似，在动态观察中，也可见到块状融合形成，有少数病例首先在两肺上中部出现，形成"斑、片、条"或"白发区"改变，往往出现在两侧或一侧肺野上部的外带，有时全肺野看不到确定的结节阴影。

煤硅肺患者的肺气肿多为弥漫性的，尤以Ⅲ期为主，多见于中、下肺野。Ⅱ期多见小泡性肺气肿，构成"白圈黑点"征象。少数尚见有大泡性肺气肿。Ⅲ期团块影周围常见有边缘性肺气肿。煤硅肺并发结核较硅肺低，病情也较缓和。

4.2.3.2　煤工尘肺防治

粉尘是煤工尘肺的主要致病因素，要控制煤工尘肺，关键在防尘。我国各地厂矿采用了湿式作业，密闭尘源，通风除尘，设备维护检修等综合性防尘措施，加上个人防护，定期监测空气中粉尘浓度和加强宣传教育，使煤工尘肺的发生率大大减少，发病工龄延长，病变进展延缓。

煤工尘肺病人应当增加优质蛋白的摄入量，每日应在 90~110g，以补充患者机体消耗，增加机体免疫功能；应当适当增加维生素 C、维生素 A 的摄入量，维生素 C 有抗氧化等作用，维生素 A 能维持上皮细胞组织，特别是呼吸道上皮组织的健康。同时，患者应进行适当的肺功能锻炼（如缩唇式呼吸和呼吸操），可以改善患者的呼吸功能，有助于体内二氧化碳的排出，提高患者活动时的耐受能力。

4.2.4 硅酸盐尘肺

硅酸盐指的是硅、氧与其他化学元素（主要是铝、铁、钙、镁、钾、钠等）结合而成的化合物的总称。它在地壳中分布极广，是构成多数岩石（如花岗岩）和土壤的主要成分。

硅酸盐肺是在生产环境中因长期吸入硅酸盐粉尘所引起的肺病，又可分为石棉肺、滑石尘肺、云母尘肺和水泥尘肺。

4.2.4.1 石棉肺

石棉是镁、铁及部分钙、钠的含水硅酸盐所形成，具有纤维状结构的一类矿物的总称。吸入这类粉尘所引起的尘肺称为石棉肺。石棉肺是硅酸盐肺所引起的尘肺中发现最早、危害最重的一种，其严重性仅次于硅肺。接触石棉的主要作业是石棉加工、采矿及选矿、锅炉维修工、建筑材料和电器绝缘材料制造工等。

石棉肺较硅肺发展更慢，往往在接触 10 年后发病，但自觉症状出现较早。主要症状有呼吸困难、咳嗽，体力劳动时加剧，多为干咳或有少量黏稠泡沫痰，活动时，常引起阵发性干咳；胸痛多为局部、一时性疼痛，为持续性疼痛时，可能是胸膜间皮瘤的最早指征。石棉肺早起无阳性体征，当合并支气管炎、肺气肿或支气管扩张时，可出现呼吸音减弱或粗糙，呼气时间延长，有散在干、湿罗音，肺底活动度缩小，轻病例扩张度通常正常，重病例可减少到 1.2cm 以下。早期多在双肺基底部或腋下有捻发音，晚期整个吸气过程都能听到顽固持久的捻发音，且可由下叶扩散到中叶甚至上叶的后部。捻发音可出现在呼吸道症状或胸片及肺功能明显异常之前，为早期诊断的重要体征之一。部分重病例可有轻度发绀、低氧血症、杵状指，少数可闻胸膜摩擦音，严重者可有肺心病征象，甚至发生呼吸和循环衰竭。

4.2.4.2 滑石尘肺

滑石为含水硅酸镁，即 $Mg_3(Si_4O_{10})(OH)_2$ 或 $3MgO \cdot 4SiO_2 \cdot H_2O$，含有 29.8%~63.5%（质量分数，下同）的结合二氧化硅、28.4%~36.9%的氧化镁及低于 5%的水。某些品种尚含少量游离二氧化硅、钙、铝和铁。滑石形状多种多样，有颗粒状、纤维状、片状及块状等，通常为结晶形。纯滑石为白色，也有浅绿色、黄色或者红色者，不溶于水，硬度接近 1。滑石具有润滑性、耐酸碱、耐腐蚀、耐高温等特点，化学惰性大，不易导热和导电，故广泛应用于橡胶、建筑、纺织、造纸、涂料、雕刻、高级绝缘材料、医药及化妆品生产等方面。

滑石尘肺是由长期吸入滑石粉尘而引起的弥漫性纤维化的一种疾病。主要见于滑石开采、加工、储存、运输和使用的工人，发病工龄一般在 10 年以上，多在 20~30 年之间。滑石粉尘致病能力相对较低，脱离接触粉尘后病变有可能停止进展或进展缓慢，个别进展较快。

滑石尘肺与石棉肺相似，早期多无明显症状，部分患者可有轻度胸闷、干咳，一般不影响正常劳动，但接触高浓度滑石粉尘的工人可在 2 年内发展为严重的呼吸困难、咳嗽及体重下降。滑石尘肺早期无异常体征，结节型病例当出现融合块时，胸腔扩张度受限，局部呼吸音减弱，弥漫性纤维化型体征与石棉肺相同，常有支气管炎和肺气肿征象，痰中可找到滑石小体。杵状指、发绀和基底部捻发音是病变进展的特征，多因发生肺心病而死亡。

4.2.4.3　云母尘肺

云母为天然铝硅酸盐，是一种呈层状结构的矿物。它的成分复杂、种类繁多、自然界分布很广。根据其含碱、铁、镁等成分不同，分为白云母、黑云母和金云母。云母是一种非金属矿，具有较高的绝缘强度和较大的电阻性、较低的电介质损耗和抗电弧、耐电晕等优良的介质性能，而且质地坚硬，机械强度高，耐高温、耐温度急剧变化，还具备耐酸、碱等良好的物理和化学性能，因而在工业上广泛使用，例如建筑材料及其他非金属矿采选业、云母制品业、电子及通讯设备制造业等。

云母开采工人长期接触高浓度云母矿粉尘可发生云母尘肺。云母尘肺的发病率和进展都比较缓慢，一般多无特殊症状和体征，发病工龄较石棉肺和滑石肺更长，一般在 7～25 年。

4.2.4.4　水泥尘肺

水泥尘肺是长期吸入水泥粉尘而引起肺部弥漫性纤维化的一种疾病。水泥尘肺的发病工龄较长，病情进展缓慢，一般发病工龄在 20 年以上，最短为 10 年。临床症状主要是以气短为主的呼吸系统症状。早期出现轻微气短，平路急走、爬坡、上楼时病情加重。其次为咳嗽，多为间断性干咳，很少出现干湿罗音。肺功能改变表现为阻塞性通气功能障碍为主的损害，这种改变往往先于自觉症状和胸部 X 射线表现。晚期可出现混合性通气功能障碍。

4.2.5　其他尘肺病

4.2.5.1　石墨尘肺

石墨是碳的结晶体，银灰色，具有金属光泽，密度为 2.1～2.3g/cm³，熔点在 3000℃以上。石墨按其生成来源分为天然石墨和合成石墨（也称高温石墨）。在天然石墨中，常常混有一定数量的游离二氧化硅和其他矿物杂质。合成石墨是用无烟或石油焦炭在电炉中经 2000～3000℃左右的高温处理制得的。由于石墨矿石以及石墨制品种类不同，其化学组成也不同，特别是其中游离二氧化硅含量差异很大。

石墨尘肺是指长期吸入较高浓度的石墨粉尘而引起的疾病。大量石墨粉尘进入呼吸性支气管和肺泡时，由于巨噬细胞未能及时将石墨粉尘吞噬，致使大量石墨粉尘滞留在呼吸性支气管和肺泡里，加上部分含尘巨噬细胞穿过肺泡壁进入肺间质、呼吸性支气管和小血管的周围，形成石墨粉尘细胞灶。在石墨矿的开采、碎矿、浮选、烘干、筛粉和包装各工序；以石墨为原料制造各种石墨制品，如坩埚、滑润剂、电极、耐腐蚀管材等；使用石墨作为钢锭涂覆剂、铸模涂料等生产过程中均可发生石墨尘肺。

在石墨生产和使用过程中，由于游离二氧化硅含量不同，其所致尘肺的性质各异，可将石墨尘肺分为两类：游离 SiO_2 质量分数在 5%以下的石墨粉尘所致的尘肺称为石墨肺；游离 SiO_2 质量分数超过 5%以上的石墨粉尘所致的尘肺称为石墨硅肺。

石墨尘肺早期临床症状轻微，进展缓慢，以咽喉发干、咳嗽、咳痰为多见，痰呈黑色，较黏稠。随病变的进展自觉症逐渐增多、加重，有些病例可有胸闷、胸痛、气短等症状。当合并肺气肿和慢性支气管炎时，自觉症和体征较为明显，临床体征常有呼吸音减弱或粗糙，少数病例有干、湿罗音。石墨尘肺对肺功能有一定程度的损害，主要表现为最大通气量和时间肺活量下降，少数病例肺功能严重降低。

4.5.2.2 炭黑尘肺

炭黑是由液态或气态的碳化氢不完全燃烧产生，或以石油、沥青、天然气、松脂、焦炭等为原料经炉内燃烧后取其烟制成。炭黑为无定形结晶体，含碳 90%～99%，极少或不含其他物质，游离二氧化硅质量分数仅 0.6%～1.8%，粉尘粒径极小，质轻，极易飞扬。

炭黑尘肺是指生产和使用炭黑的工人长期吸入较高浓度的炭黑粉尘所引起的一种职业病。炭黑粉尘进入肺内，在肺间质的细支气管、小血管周围形成伴有少量胶原纤维的炭黑粉尘灶及灶周肺气肿。

炭黑主要用于橡胶工业，其次用在塑料、油漆、印刷油墨、颜料及冶金等工业，为一种补强剂和着色剂。我国目前的炭黑生产，从原料配油到成品包装，已实现密闭化、自动化生产，但粉尘飞扬现象仍然存在。因此，在炉前、回收、分离室、加工和包装等工序的工人，经常接触炭黑粉尘。

炭黑尘肺临床早期症状和体征多数不明显，主要有气急、胸痛、咳嗽、咳痰，进展比较缓慢，一般不影响劳动能力。胸部 X 线表现为肺门轻度增大和密度增高等，肺纹理多见纹理边缘不整，扭曲变形、中断等。网织阴影比较普遍，早期以细网和中网为主，严重时以粗网为主，多见于下肺野。结节阴影大小不等，小至针尖样大小，大者直径可达 6mm，一般多为 2～3mm，多在粗网和细网的基础上出现，密度较淡，边缘模糊，呈圆形或椭圆形，也有不整形和星芒状，主要分布于两肺中下野。胸膜有时可见有双侧或单侧增厚或膈肌粘连等。

4.5.2.3 电焊工尘肺

电焊工尘肺是工人长期吸入高浓度电焊烟尘而引起的慢性肺纤维组织增生为主的损害性疾病。电焊作业的种类较多，有自动埋弧焊、气体保护焊、等离子焊和手工电弧焊（也称手把焊）等，手把焊应用较为普遍，电焊工尘肺绝大多数发生在手把焊工种。手把焊施焊时，电弧温度高达 4000℃以上，产生大量的紫外线。同时，焊药、焊条芯及被焊接的材料在高温下蒸发产生大量的电焊粉尘和有害气体。应用化学分析、光谱分析和 X 线衍射等方法，证实电焊粉尘的化学成分主要是铁的氧化物，一定比例的硅、锰、钙等的氧化物和氟化物，其中二氧化硅为无定形的。当使用高猛焊条时，空气中二氧化锰的含量甚至超过氧化铁的含量。电焊粉尘颗粒 1μm 以下的占 90%以上。

电焊工在露天或在宽敞的车间内作业，通风良好，作业场所的粉尘浓度低，发病工龄长，发病率低。而在密闭或通风不良的条件下作业，作业场所的粉尘浓度每立方米可达几百毫克甚至上千毫克，这种情况下发病工龄则短，发病率也高。

电焊工尘肺发病与焊接环境、粉尘浓度、气象条件、通风状况、焊接种类、焊接方法、操作时间及电流强度等有密切关系，工人的个体因素和健康状况对尘肺发生也起一定作用，发病时间长短与应用焊条成分有明显关系。电焊工尘肺早期无症状或很轻微，合并肺气肿、慢性支气管炎的病例、症状和体征增多。肺功能在早期很少有改变，在晚期才有明显的降低。

4.3　防尘综合措施

为了防止粉尘的危害，我国政府颁布了一系列法规和法令，例如《关于防止厂矿企业中的硅尘危害的决定》、《工厂防止硅尘危害技术措施办法》、《硅尘作业工人医疗预防措施办法》等。国务院颁布的《中华人民共和国尘肺病防治条例》中规定，凡有粉尘作业的企业、事业单位应采取综合防尘措施和无尘或低尘的新技术、新工艺、新设备，使作业场所的粉尘浓度不超过国家卫生标准。根据 GBZ 1—2010《工业企业设计卫生标准》和 GBZ 2.1—2007《工作场所职业危害接触限值 第 1 部分　化学有害因素》规定，工作场所空气中粉尘的最高容许浓度见表 4-1。

表 4-1　工作场所空气中粉尘最高容许浓度

序号	中文名	英文名	PC-TWA/mg·m^{-3}		备注
			总尘	呼尘	
1	白云石粉尘	Dolomite dust	8	4	—
2	玻璃钢粉尘	Fiberglass reinforced plastic dust	3	—	—
3	沉淀 SiO_2（白炭黑）	Precipitated silica dust	5	—	—
4	电焊烟尘	Welding fume	4	—	G2B
5	滑石粉尘	Talc dust	3	1	—
6	活性炭粉尘	Active carbon dust	5	—	—
7	煤尘（游离 SiO_2 质量分数<10%）	Coal dust（free SiO_2<10%）	4	2.5	—
8	石棉（石棉质量分数>10%）粉尘 纤维	Asbestos（Asbestos>10%）dust Asbestos fibre	0.8 0.8f/mL	—	G1
9	硅尘 10%≤游离 SiO_2≤50% 50%<游离 SiO_2≤80% 游离 SiO_2>80%	Silica dust free 10%≤free SiO_2≤50% 50%<free SiO_2≤80% free SiO_2>80%	 1 0.7 0.5	 0.7 0.3 0.2	G1 （结晶型）
10	其他粉尘	Particles not otherwise regulated	8	—	—

注：其他粉尘系指游离 SiO_2 质量分数在 10%以下，不含石棉和有毒物质，而尚未制定容许浓度的粉尘。表中列出的各种粉尘（石棉纤维尘除外），凡游离 SiO_2 高于 10%者，均按硅尘容许浓度对待。

综合防尘措施如下：

（1）组织措施。做好防尘工作关键是建立健全防尘机构，制定防尘工作计划和必要的规章制度，切实贯彻综合防尘措施。加强防尘的宣传教育工作，从领导到广大职工，让大家都能了解粉尘的危害，根据自己的职责和义务做好防尘工作。

建立粉尘监测制度，定期测定有代表性的发尘点的粉尘浓度，评价劳动条件改善情况和技术措施的效果，并组织医务人员对工人定期体检，了解职业性尘肺病及其他呼吸系统疾病的发病情况，以便为进一步做好防尘工作提供科学依据。

（2）技术措施。技术措施是防止粉尘危害的中心措施，主要在于治理不符合防尘要求的产尘作业和操作，目的是消灭或减少生产性粉尘的产生、逸散，以及尽可能降低作业环境粉尘浓度。

1）改革工艺过程，革新生产设备。这是消除粉尘危害的根本途径。应从生产工艺设计、设备选择，以及产尘机械在出厂前就应有达到防尘要求的设备等各个环节做起。如采用封闭式风力管道运输，负压吸砂等消除粉尘飞扬，用无硅物质代替石英，以铁丸喷砂代替石英喷砂等。

2）湿式作业。湿式作业是一种经济易行的防止粉尘飞扬的有效措施，水对绝大多数粉尘（如石英、长石、白泥等）具有良好的抑制扩散性能，粉尘被湿润后就不易向空气中飞扬。例如，矿山的湿式凿岩、冲刷巷道、净化进风等，石英、矿石等的湿式粉碎或喷雾洒水，玻璃陶瓷业的湿式拌料，铸造业的湿砂造型、湿式开箱清砂、化学清砂等。

3）密闭、吸风、除尘。对不能采取湿式作业的产尘岗位，应采用密闭吸风除尘方法。凡是能产生粉尘的设备均应尽可能密闭，并用局部机械吸风，使密闭设备内保持一定的负压，防止粉尘外逸。抽出的含尘空气必须经过除尘净化处理，才能排出，避免污染大气。

（3）卫生保健措施。预防粉尘对人体健康的危害，第一步措施是消灭或减少发生源，这是最根本的措施。其次是降低空气中粉尘的浓度。最后是减少粉尘进入人体的机会，以及减轻粉尘的危害。卫生保健措施属于预防中的最后一个环节，虽然属于辅助措施，但仍占有重要地位。

1）个人防护和个人卫生。在条件限制，粉尘浓度暂时达不到允许浓度标准以下的作业，佩戴合适的防尘口罩就成为重要措施。防尘口罩要滤尘率、透气率高，质量轻，不影响工人视野及操作。

开展体育锻炼，注意营养，对增强体质，提高抵抗力具有一定意义。此外应注意个人卫生习惯，勤换工作服，勤洗澡，以保持皮肤清洁。遵守防尘操作规程，严格执行未佩戴防尘口罩不上岗操作的制度。

2）就业前及定期体检。对新从事粉尘作业工人，必须进行健康检查，目的主要是发现粉尘作业就业禁忌证及作为健康资料。定期体检的目的在于早期发现粉尘对健康的损害，发现有不宜从事粉尘作业的疾病时，及时调离。如粉尘浓度高，游离二氧化硅含量大，硅肺发展较快，应6~12个月检查一次，观察对象应半年检查一次；粉尘浓度高，游离二氧化硅含量低，硅肺发病慢而轻者，每12~24个月检查一次；如粉尘浓度已降至卫生标准以下，可每24~36个月检查一次，观察对象每12个月检查一次。

3）劳动能力鉴定。保护职业尘肺病及其他呼吸系统疾病患者能得到合适的安排，享受国家政策允许的应有待遇，对其应进行劳动能力鉴定，并妥善安置。

4.4 典型尘肺病事件分析

《中华人民共和国职业病防治法》和《职业病诊断鉴定管理办法》的颁布和实施为职业病诊断鉴定工作提供了坚实的法律基础。以2007~2008年间职业病诊断鉴定机构受理的2例职业病鉴定案例作一些分析探讨。

（1）基本情况。

案例1，男，某煤矿退休职工，曾经在井下掘进队工作16年，在运输区煤库工作3年，退休14年后在职业病诊断机构诊断为无尘肺（0+），建议每年定期进行复查。在连续

2年复查后，诊断结果仍然为无尘肺（0+），该同志对诊断结果有异议，于是提出进行职业病鉴定的申请。

案例2，男，外来务工人员。职业史自述：2003年3月至2007年8月在一煤矿从事风钻工作业，作业时经常干打眼，且一般不戴防尘口罩。在岗期间由某疾病预防控制中心在2005年10月27日和2007年8月29日做过两次职业病健康检查，第一次所查项目均正常，第二次X线片显示为：两肺血播性结核（不排除），建议做进一步的检查，住院治疗。该患者辗转多家医院进行检查，最后于2007年12月27日在职业病诊断机构诊断为煤工尘肺Ⅱ期。该矿对诊断结论有异议，于是提出进行职业病鉴定的申请。

（2）鉴定经过。

职业病诊断鉴定机构接到鉴定的申请后，对两个人的职业病接触史分别进行了调查，对两人所在煤矿分别进行了现场调查，抽调了工作阶段井下的粉尘的现场监测结果，调阅了历年来职业健康检查的相关资料和个人健康监护档案，分别到山西省卫生厅抽取了5名职业病鉴定专家名单，并分别带患者做了相关的必要检查。在确定了职业病鉴定的地点和时间后，通知职业病鉴定专家、患者本人、矿方代表到时参加鉴定会。在职业病诊断鉴定会上，鉴定专家分别对患者进行了职业史、接触史、家族史、自觉症状的询问，并对职业病诊断资料和鉴定前医学检查资料进行了比较，专家一致结论为：病例1的鉴定结果为无尘肺（0+），病例2的鉴定结果为煤工尘肺Ⅱ期，均与诊断机构结论一致。

（3）案例分析。

客观、真实的职业病危害因素接触史是进行职业病诊断的必要条件，却也是职业病诊断鉴定工作中的一个难点。以上2例患者均为国有企业的职工，单位提供职业病危害因素接触史是可靠真实的，为职业病鉴定提供了基础。本案例1中，患者的发病时间为33年，而且申请诊断时已是退休后若干年，这就提示我们的用人单位一定要按照法律法规规范的要求按时给曾经接触粉尘作业的人员定期做好职业健康体检工作，并要妥善保管职业健康检查资料。

本案例2中，患者临床症状、X线胸片特征等均符合Ⅱ期尘肺诊断标准，但是患者接触煤尘时间不到5年（矿劳资科提供的资料为不到4年），历年的测尘浓度不超标，多家临床医院的诊断也排除了患有肺结核、结节病等其他肺部疾病的可能，因此，有理由怀疑患者可能隐瞒了其他职业史。可见，职业病鉴定机构应注意甄别资料的真实性，认真比较个人及企业提供资料的一致性和相符性，应要求资料提供者作出真实性承诺并书面记录和签字认可。此外，职业病鉴定机构应尽量开展独立调查，制作翔实的调查笔录，也可请求劳动保障、安全生产和地方基层组织等第三方协助提供资料。做到既维护职工合法权益，又维护企业正当利益。

本案例2中患者2003年3月开始在该矿从事粉尘作业，但是企业未按照《中华人民共和国职业病防治法》第三十二条的要求，组织患者进行上岗前的职业健康检查，引发患者和企业之间的严重纠纷。2005年10月，由于用工制度的变化，本人转岗从事粉尘作业，因此，该企业委托具有职业健康检查资质的医疗单位对患者等同期上岗人员进行了岗前职业健康检查，但是在健康检查时，未核实上岗人员的身份，只是按照程序进行了相关项目的检查并拍摄了X线胸片，实际上，拍摄X线胸片的并不是患者本人，本人可能在到此企业之前就是职业病患者，只是没有作出确切的诊断结论而已。由于企业职业卫生管理工作的疏忽和不严谨，导致有职业损害或有职业禁忌证的患者进一步从事了接触粉尘的作业，从而在很短的时间内引起了严重的职业病，不仅给患者个人带来了不可挽回的健康损害，而且给企业增添了不可估量的经济损失和社会影响。

用人单位是职业病防治的责任主体，有关部门应加强宣传，严格执法，促使企业进一步遵守和执行《中华人民共和国职业病防治法》等法律要求，做好职工岗前健康检查等工作。职业病诊断机构直接面对职业病或疑似职业病患者，应加强职业病报告制度建设，普及医务人员职业病防治知识，参与职业病诊断的医师一定要加强诊断知识的培训学习，按规定处理报告和诊断等事项，尽量减少职业病诊断鉴定纠纷的发生。

|| 知识拓展 ||

尘肺病人的护理

尘肺病人的临床表现主要是以呼吸系统症状为主的咳嗽、咳痰、胸痛、呼吸困难等。发现症状表现就要及时地进行诊断治疗，在配合医生治疗外，护理也是很重要的。护理尘肺患者应该注意哪些呢？专家详细讲解如下：

（1）精神护理。精神状态不好可导致病情的加重，而保持良好的情绪和乐观的精神状态，避免不良的应激性精神因素刺激，积极配合医疗保健，可使疾病向有利于健康的方面转化。

（2）增强体质。病人根据实际情况，坚持做医疗体操，以提高机体的抗病能力，如打太极拳、练气功，清早散步等，既能增强体质，又能锻炼心肺功能，但锻炼应因人而异，避免过分劳累。

（3）饮食及生活起居的护理。由于尘肺病人的脾胃运动功能失常，因此应选择健脾开胃、有营养易吸收的饮食，如瘦肉、鸡蛋，牛奶，豆粉，新鲜蔬菜和水果。忌服过冷和油腻性食物。尘肺病人应格外注意气候的变化，增减衣物；锻炼耐寒能力从夏季开始，坚持全年用冷水洗脸。

（4）气温适宜。由于冬季气温寒冷，持续时间长，是导致上呼吸道发炎、肺内感染的主要因素，因此要保持居室温度适宜、整洁及空气新鲜，对减少上呼吸道感染有积极的预防意义。

（5）尘肺合并肺心病及心衰的护理。由于尘肺病直接影响肺功能及肺组织结构，致慢性纤维增生伴有小血管损坏，所以要注意尘肺合并肺心病及心衰的护理。

习题与思考题

4-1 案例分析。

2003 年，在福建省仙游县，数十名外来务工的农民被发现患有严重的职业病，国务院领导同志对此非常重视。劳动保障部、卫生部、公安部、农业部、工商总局、安全监管局、全国总工会等 7 个单位和有关专家组成联合工作组，赴福建省仙游县对事件进行调查处理。经调查，仙游县东湖村有 63 户石英粉（砂）加工作坊，加工设备简陋、工艺落后，除 2 户是手工湿式作业外，其他 61 户均为干式生产。加工作业场所不具备基本的通风防尘设施，出料、筛粉、包装过程中扬尘严重；个人粉尘防护用品质量不合格，无法起到有效的防护作用；除经业主进行简单口头交代外，务工人员没有经过任何职业卫生培训。调查组对其中 4 个作业场所的抽样测试结果表明，除 1 个湿式作业场所外，3 个干式作业场所的 9 个采样点中有 8 个粉尘浓度严重超标，最高超标 361 倍，且 60% 的粉尘为极易吸入的细微粉尘颗粒，10 个沉降尘标本游离二氧化硅含量均超过 70%（质量分数）。此类粉尘吸入对人体危害极大。据对 18 个曾在东湖村务工的贵州籍农民工死亡案例进行调查，其中 9 人被确诊为硅肺病患者，1 人为典型硅肺并发症状。对从东湖村务工返乡的 89 名贵州籍农民工进行身体检查，其中 46 人确诊患硅肺病。对东湖村现有的 201 名外来农民工进行身体检查，发现 14 人患硅肺病。

（1）仙游县东湖村石英粉（砂）加工作坊在生产作业时违反了哪些规定？

（2）目前职业性尘肺病救治面临的普遍难题是什么？

（3）近几年来，国家针对职业性尘肺病及其他呼吸系统疾病出台了哪些政策？

4-2　课外下载并阅读《袁立震撼演讲！中国 600 万尘肺农民的生存状况，触目惊心！》，谈谈自己的理解，并从个人、社会、政府等各层面阐述在职业卫生防治方面可开展的工作。

职业性肿瘤及其他职业病

5.1 职业性肿瘤

职业性肿瘤是指在工作环境中长期接触致癌因素，经过较长的潜伏期所引起的某种特定肿瘤，或称之为职业癌。

肿瘤的发生80%~90%与环境因素有关，其中化学因素占90%、物理因素（紫外线、放射线）和生物因素各占5%。职业性肿瘤的历史可追溯到1775年，英国医生Percival Pott首次报道烟囱清扫工患阴囊癌的病例，并认为可能与烟囱中的烟尘有关，提示了职业与肿瘤的关系。到了19世纪陆续有报道接触煤焦油工人易患皮肤癌；接触放射性物质的人员多发肺癌、白血病；生产品红染料的工人好发膀胱癌。20世纪70年代发现氯乙烯和二氯甲醚具有致癌性以来，职业因素与肿瘤的关系更加受到各国学者的重视。但是系统调查研究工作基本上是从20世纪才开始的。

职业肿瘤占全部肿瘤的2%~8%。WHO报道每年全世界至少20万人死于职业性肿瘤，肺癌、恶性间皮瘤和膀胱癌是职业性肿瘤中最常见的肿瘤类型。在没有达到健康安全保护要求或未采取预防工作场所致癌物污染的必要工程措施，工人职业性肿瘤的发生率是最高的。例如，在工作场所中重度暴露于二手烟烟气的工人与处于无烟环境的工人相比，发生肺癌的风险可能增加1倍。

目前我国法定职业性肿瘤有以下八类，包括：（1）石棉所致肺癌、间皮瘤；（2）联苯胺所致膀胱癌；（3）苯所致白血病；（4）氯甲醚所致肺癌；（5）砷所致肺癌、皮肤癌；（6）氯乙烯所致肝血管肉瘤；（7）焦炉逸散物所致肺癌；（8）铬酸盐制造业所致肺癌。

5.1.1 职业性肿瘤的发病特点

（1）病因。可以找到明确的致癌因素，都有接触致癌因素的职业接触史。

（2）范围。有比较固定的好发部位或范围。

1）职业性肿瘤往往在致癌物质接触最强烈、最经常的部位发生。如皮肤接触煤焦油、沥青、矿物油、砷化合物等，可发生皮肤癌；而吸入煤焦油、铬及砷化合物粉尘可诱发肺癌。皮肤、肺是致癌物进入人体内的主要途径和直接作用的器官，故肿瘤也多见于皮肤和呼吸系统。

2）肿瘤发生可累及同一系统邻近器官。如镍及其盐类除可致肺癌外，还可引起喉、鼻腔、鼻窦部位的肿瘤。

3）可发生远隔部位的肿瘤（蓄积部位发生肿瘤）。如芳香胺类作用于皮肤，却发生膀胱癌，是由于经体内代谢活化使其转化为具有致癌作用的活性物质在排泄过程中，经尿液浓缩可长时间作用于膀胱所致。放射性物质蓄积于甲状腺、骨而引发甲状腺癌、骨肉瘤；苯蓄积于骨髓，引发白血病。

4）同一致癌物可引发多个器官肿瘤。如放射性物质因直接照射可致皮肤癌，因吸入电离辐射尘粒可致肺癌，电离物质沉积于骨则多发骨肉瘤或白血病。又如无机砷可引起皮肤癌、肺癌或淋巴瘤。

（3）发病条件。

1）致癌物的理化特性。肿瘤的发生与接触致癌物性状、溶解度、化合价、分子结构有关。如镍微粒可致癌，而块状金属镍则无致癌性。在实际工作中探讨病因关联性时除了明确接触物质理化特性以外，还要考虑到含有杂质和不纯成分所起的作用，才能辨别是非。

2）接触途径。如不溶性铬酸盐及镍盐仅于吸入时致癌，经口、皮肤接触都无致癌作用。

3）接触剂量和时间。即与接触致癌物的总剂量有关。虽然肿瘤研究者认为致癌效应是无阈值的，在实际中所见情况仍有剂量与反应之间的相关关系。接触剂量高者，发病较快，潜伏期短。

4）与是否吸烟有关。吸烟对职业性呼吸道肿瘤可有明显影响，调查发现，吸烟者肺癌死亡的相对危险度为 11，接触石棉工人为 2，而接触石棉及吸烟者为 55。

（4）发病年龄。职业性肿瘤的发病和死亡年龄较非职业性肿瘤提前。与非职业性肿瘤发病年龄相比，提前约 10~15 年，发病年龄大多较轻，40~50 岁多见，可能与接触致癌物较早和致癌物作用较强有关。由于肿瘤从单个的恶变细胞开始，需要有 30 代以上的增殖，才能达到一定数量与体积。一般细胞数目大于 10^9 以上或质量达数克才能被发现，这大约需要 15 年以上。一般有较长潜伏期，大多数职业性肿瘤的潜伏期约为 12~15 年。但也有例外，如苯致白血病，潜伏期最短的仅 4 个月。

5.1.2　职业性肿瘤的识别与确认

目前人们认为职业致癌因素的识别与确认，主要通过临床观察、实验研究以及职业流行病学调查三种途径。

5.1.2.1　临床观察

对许多职业性肿瘤的发现首先是从临床病例开始的，如 Pott 医生，从大量病例中揭示出阴囊癌与扫烟囱工作之间的联系；1964 年英国耳鼻喉科 Hadfield 医生发现家具制作工人中工龄较长者多发鼻窦癌，怀疑与职业有关；同时陆续出现的报道如接触煤焦油的工人易患皮肤癌；接触放射性物质人员多发肺癌、白血病；生产品红染料的工人好发膀胱癌等，这些实例均来源于临床观察。可见，病例分析对病因探索往往能提供重要线索，成为进一步研究的起点，但不能成为确定病因的依据，需要大量流行病学资料提供依据。

5.1.2.2　实验研究

由于肿瘤的潜伏期很长，所以单从流行病学调查去发现致癌物比较困难，并且在道义上和实际中也不能等待 10~20 年取得以人生命代价换来的流行病学资料。只能采取用可疑致癌物做动物的诱癌实验，观察能否诱发与人类肿瘤相似的肿瘤，这是研究职业致癌因素的首选方法。至今已肯定的职业性肿瘤除砷、苯外，都已在实验动物中复制成功，所以严格的动物实验结果对推断化学物对人的致癌性是有重要价值的。

A 动物实验

目前，国际癌症研究机构（International Agency for Research on Cancer，IARC）已有标准的动物实验设计的基本要求，严格的动物实验设计是获得可靠实验结果的保证，从而判定某种化学物是否对被试动物具有致癌性。

IARC 对动物诱癌实验设计的基本要求如下：

（1）要用 2 种动物（一般为小鼠和大鼠），每组雌雄各半；

（2）每个实验组和相应对照组要求有足够动物数，每种性别至少 50 只；

（3）染毒和观察时间必须超过该种动物期望寿命的大部分（小鼠和大鼠一般为 2 年）；

（4）在实验组中，施加的剂量至少有 2 个（高、低剂量组），高剂量组应接近最大耐受剂量（MTD），如条件允许最好设 3 个剂量组；

（5）结果的确定要有足够量的病理学检查；

（6）采用合适的统计学方法对资料进行分析。

由于动物与人的种属差异，人寿命比动物寿命要长，实验条件与生产环境的不同，以及实验中的大剂量给予和实际工作中少量多次接触之间的差异，所以，不能简单地从动物实验外推到人，如果已经证明对动物致癌的该化学物也能引起人类肿瘤，引起动物致癌剂量对人也同样有效，表明动物实验结果与人类致癌有较好的相关性。即使在动物和人的致癌性上有较强的相关性，但靶器官和发癌部位在啮齿类动物和人可能是不同的，如联苯胺可使大鼠、苍鼠及小鼠发生肝脏肿瘤，但对人和狗则发生膀胱肿瘤。总之，还要结合流行病学资料才能最后下结论。如已证明无机砷对人类可致皮肤癌和肺癌，但动物实验未能成功。因此，用动物实验预测人类致癌性要慎重。

B 体外试验

由于动物实验所需费用多、费时，难以应付成千上万种工业品的检测需要。为此，建立了化学物初筛的短期试验系统，即用体外试验的方法，不需要长期观察和随访就可以检测某些化学物质是否具有致突变或诱导染色体损伤的能力，从而推断其致癌性，其依据是肿瘤发生是由于 DNA 突变所引起。如有致突变性则可认为有致癌的可能性，是否致癌需进一步用整体动物实验和流行病学调查加以证实。其优点是快速、费用少，但其结果仅有初筛意义，单一短期试验结果不足以作为判断和识别致癌物的证据。

较常用的体外试验有：（1）可检测化学物诱导基因突变的 Ames 试验；（2）可用来证明 DNA 暴露化学物时发生损伤的 DNA 修复试验，包括检测 DNA 加合物；（3）用来检测化学物质对细胞染色体损伤作用的染色体畸变分析；（4）用来判定化学物对遗传物质影响的姊妹染色单体互换试验；（5）用于判定加入培养基中的化学物质是否具有使培养的细胞向恶性转化的哺乳类细胞恶性转化试验。

目前多数学者主张体外试验应选用一组而不是单一某种短期试验来测试化学物的致突变性。原则上既要包括低等动物也要包括高等动物，既有体外试验也要有体内实验，既有体细胞也要有生殖细胞。

5.1.2.3 职业流行病学调查

职业流行病学调查的意义在于致癌因素对人类的作用结果从人群中得到证实。要确定某种职业性致癌因素，单靠临床观察、实验研究尚显不足，必须通过流行病学调查，在人群中得到确切的证据，这是识别和判定某种物质对人的致癌性最可靠的依据。运用分析流行病学研究可对致癌的因果关系得出结论，通过大量的队列研究或病例-对照研究产生的阳性结果，可为识别和判定致癌物提供有力证据，发现足够数量的具有共同特性的肿瘤病例，才能确定其与职业接触的联系。如出现异常聚集肿瘤病例、癌症高发年龄提前、肿瘤发病性别比例异常、某种肿瘤的发病均与某一相同因素有关、存在接触剂量-反应关系、出现罕见肿瘤高发现象，提示可能具有某种致癌因素存在的危险，也为流行病学深入调查提供了线索。采用分子流行病学研究方法，进行职业性致癌因素的鉴定、定量和生物有效量的测定，可为职业性致癌因素的判别和确认提供更为敏感、更为有效的研究方法。

确定流行病学研究的阳性结果是否表明是因果关系，要遵守下列判定标准：

（1）时间的依存性。接触职业有害因素必须在作为结果的"效应"之前。即接触在先，发病在后。

（2）接触水平-反应关系。如癌症发病率随接触可疑物质的剂量或水平增高而增高，提示很可能存在接触水平反应关系。例如上海市关于氯甲醚作业工人的肺癌调查，发现肺癌的发病随接触年限的增加而增加，支持了氯甲醚致肺癌的病因推断。

（3）因果关系的强度。指接触组与对照组相对危险度的比较。相对危险度越高，提示发病几率越大，该种接触所致的因果关系越容易建立。如云南云锡矿井下矿工肺癌发病率达 0.25%，为非井下工人的 13.58 倍，提示肺癌发生与井下作业有关。要指出的是，在调查因果关系的强度研究中，要以工种作为基数进行分析，不能以全厂工人为基数进行统计，以免掩盖实际接触人群中的高发现象。

（4）因果关系的一致性。指某致癌因素引起的因果关系调查研究的广度，即在不同的接触情况下，具有重复性。如不同厂矿接触同一物质或因素的人群，其发生肿瘤的结论是否一致。这些结论的一致性越强，对识别和判定该致癌物的因果关系提供的证据越有力。如关于接触砷致癌问题的调查，在 1948~1975 年间先后调查了 13 个工厂和居民区，包括 8 个铜冶炼和生产三氧化二砷的工厂，3 个含砷农药厂，1 个应用含砷农药现场和一批冶炼厂周围的居民，结果发现共同的致癌因子是砷，并见到肺癌死亡率都明显上升，从而说明砷是引起肺癌高发的致癌物。

（5）生物学合理性。研究结果符合生物学的合理性，就是说所得出的结论应建立在对研究物质产生危害作用机制有较充分了解和判断基础上。例如，某冶炼厂调查发现近十年肺癌发病率明显升高，经统计学分析表明肺癌发病与空气中砷的浓度及工人文化水平呈正相关关系。显然，生物合理性的结论应是肺癌增加与空气中的砷浓度较高有关，而与文化水平的提高无关联性。

根据上述三方面资料，职业致癌物可分为三类：

（1）确认致癌物。确认致癌物是指流行病学调查已有明确证据者，表明对人有致癌性的理化物质或生产过程。

（2）可疑致癌物。可疑致癌物是目前流行病学研究的重点，包括：1）临床上有个别病例报道，但尚未被流行病学调查证实；2）动物实验，特别是人类血缘很近的灵长类动物致癌试验阳性，对人致癌可能性甚大，但缺少对人类致癌的流行病学证据。

（3）潜在致癌物。潜在致癌物是指动物实验已获得阳性结果，而人群中尚无流行病学调查资料表明对人有致癌性。

5.1.3 常见职业性肿瘤

WHO 报道每年全世界至少 20 万人死于职业性肿瘤，肺癌、皮肤癌和膀胱癌是职业性肿瘤中最常见的肿瘤类型。随着经济的发展，我国职业危害及由此所致癌症呈严重态势。卫生部和劳动保障部根据《中华人民共和国职业病防治法》规定，于 2002 年 4 月发布了我国的《职业病目录》，在职业病目录中规定了 8 种职业性肿瘤：石棉所致肺癌和间皮瘤、焦炉工人肺癌、铬酸盐制造业工人肺癌、联苯胺所致膀胱癌、苯致白血病、氯甲醚所致肺癌、砷致肺癌及皮肤癌氯乙烯致肝血管肉瘤等。2002 年又在职业性放射性疾病中将放射性肿瘤列入了职业病范畴。以下介绍常见的职业性肿瘤。

5.1.3.1 职业性呼吸道肿瘤

由于呼吸道是大多数职业性致癌物进入机体的主要途径和直接作用器官，故职业性呼吸道肿瘤成为最主要的职业性肿瘤，特别是职业性肺癌；而且肺癌发病隐匿、恶性程度高、转移快，早期不易发现，疗效又不理想，所以职业性肺癌是最危险的职业性肿瘤。

在职业性肿瘤中，呼吸道肿瘤占了极高比例，而肺癌在呼吸道肿瘤中又占有极其重要的位置。其原因是人肺的表面积大，约有 $60 \sim 100 cm^2$，每天大约要吸入 $12 m^3$ 的空气，弥散在空气中的致癌物可直接作用于肺组织，且接触量大。目前已知呼吸道致癌物有：铬、镍、砷、石棉、焦油化合物，氯甲甲醚、芥子气、异丙油、放射性物质、硬木屑、氯丁二烯、甲醛，还有作为职业肿瘤辅助因子的烟草烟气。我国已证实的可引起职业肺癌的工种有：无机砷化物、石棉、二氯甲醚、铬的接触工，锡矿工，焦炉工煤气发生炉工，铜冶炼工等。国际上已予以肯定的工种有：铀矿工、芥子气生产工、炼镍工、镉与铍接触工易患肺癌；硬木家具工、皮革与修鞋工可患鼻腔腺癌。有报道铸造工、油毛毡工、报纸印刷工、皮毛整理工的肺癌发病率有所增高，需进一步证实。此外，吸烟与呼吸系统肿瘤的发生有协同作用，宣传教育接触者戒烟，也是预防和控制呼吸系统肿瘤发生的有效措施。

A　砷和砷化物

砷是人类早已认识和使用的类金属元素，主要以砷化合物的形式存在于自然界，也共生于金属矿中。砷的毒性与其价态有关，三价砷毒性远远大于五价砷。在生产条件下，接触砷作业主要有开采和熔炼砷矿，冶炼各种有色金属，使用含砷农药及应用砷化物。早在 1820 年 Paris 就提出了砷的致癌问题，直到 1979 年 IARC 确认，虽然至今还未建立起无机砷致癌的动物实验模型，但是大量流行病学调查结果已充分证明，无机砷化合物是人类皮肤癌和肺癌的致癌物。

含砷有色金属的冶炼，特别是铜冶炼工人因接触氧化砷，肺癌发病率比常人普遍增高。我国某省开采和冶炼砷的某雄黄矿的工人肺癌发生率高达 0.234%，比该省省会居民高出 25.1 倍，比所在县居民高 101.8 倍。同时砷化物暴露（包括饮高砷水）还可致皮肤癌。

B　石棉

石棉是一类具有纤维状结构、可劈裂成纤细而柔韧纤维的硅酸盐矿物的总称，因其矿物纤维具有可纺性，故统称为"石棉"。其制品估计在 3000 种以上，其中以蛇纹石石棉（俗称温石棉）产量最大、应用最广。石棉在各行业中应用广泛，一般长纤维用于织造防火织物；短纤维与水泥、橡胶、树脂、塑料等混合制成各种建筑、绝缘、防火、抗酸制品，石棉水泥制品占石棉用途的 70%。在工作中接触石棉的作业者也有很多，尤以石棉矿开采、筛选、包装、运输、加工人员和石棉制品的使用人员接触最为严重。

影响石棉诱发肺癌的因素较多，涉及石棉粉尘接触量、石棉纤维类型、工种、工龄、吸烟习惯以及肺内纤维化程度等。有研究结果显示，接尘工龄 8 年、潜伏期 10 年以上才可定位职业病。石棉所致肺癌有明显的接触水平-反应关系。此外，吸烟是石棉工人肺癌主要的混杂因素，吸烟与石棉并存，将极大地增加肺癌死亡相对危险度，所以，对于石棉工人急需加强吸烟危害性教育和采取限制措施，以降低吸烟的协同作用。

C　铬

工业上最重要的是金属铬和 Cr^{3+}、Cr^{6+} 的铬化合物，其中 Cr^{6+} 对人体危害性较明显，致癌的危险性也得到肯定。1911 年首次报道了铬酸盐致肺癌。1948 年美国报道 7 个铬冶炼厂工人中，有 197 人死于癌症，其中 42 例为肺癌，几乎高出一般居民的 30 倍。各国进行了大量流行病学调查后，认为铬铁矿和可溶性铬酸盐致肺癌发病率低，而接触酸溶性和不溶性铬化物致肺癌危险性较高，并与吸烟有协同作用。

人群流行病学调查已证明，铬，特别是六价铬可致呼吸道肿瘤。从事铬酸盐生产的工人的肺癌发病率比一般人高，其肺癌死亡约占全部死亡的 20%～45%（一般人群仅为 1%～2%）；在全部癌症死亡中肺癌约占 50%～80%（一般人群为 8%～12%）；铬酸盐生产工人发生肺癌死亡的危险度比一般人高出 3～30 倍。铬铁合金生产也见类似情况，但电镀过程接触铬酸的工人则未见有此现象。

D　焦炉逸散物

烟煤在高温缺氧的焦炉炭化室内干馏过程中产生的气体、蒸气和烟尘，在装煤、出焦、漏气和熄焦时弥散到焦炉的工作场所空气中，这些焦炉逸散物是极其复杂的混合物，其中引起致癌作用的成分主要是含多环芳烃类物质的煤焦油沥青挥发物。

大量的动物实验和流行病学研究表明，长期接触以多环芳烃为代表的焦炉逸散物是焦炉肺癌公认的致癌原因。关于焦炉工肺癌的发生机制有以下观点：焦炉逸散物中的苯并芘可诱发机体产生自由基，直接或间接与 DNA 作用，产生致突变、致癌作用；或者焦炉逸散物中的苯并芘作用于染色体，引起染色体的不稳定性，例如染色体核型改变而致癌。焦炉逸散物作用于机体，可引起机体热应激基因的激活和表达，正常蛋白质的合成受到抑制，致使机体的免疫功能紊乱，导致肿瘤的产生及发展。

E　氯甲醚类

氯甲醚类的工业接触有两种，二氯甲醚和氯甲甲醚，多用于生产离子交换树脂，是甲基化的原料。氯甲醚类是强烷化剂，具有直接致癌作用，体外试验不需经代谢活化即产生致癌作用。此类物质属强致癌物，引发的肺癌多为未分化小细胞癌。对皮肤、黏膜有强烈的刺激作用。我国对 10 个主要生产或使用单位调查，915 名工人中肺癌者占 18 例，平均死亡年龄 49.7 岁，平均接触时间 9.86 年，肺癌 SMR 为 15.5。研究表明，二氯甲醚主要通过与 DNA 的腺嘌呤和鸟嘌呤结合而导致细胞突变。工作场所中甲醛、盐酸及水蒸气共存是产生的二氯乙醚。

F　其他

接触放射性物质、芥子气、异丙油、镍精炼、多环芳烃、甲醛等，均可引发呼吸系统肿瘤。

5.1.3.2 职业性皮肤癌

皮肤癌是常见的恶性肿瘤之一，职业性皮肤癌是由于暴露于职业环境中的致癌因素所致。随着现代工业的发展、人们生活方式的改变以及环境污染的加重，皮肤癌的发病率呈日渐增高趋势，且与地区、人种有显著关系，其中白种人较高，其他人种较低。早年英国报道接触煤焦油、沥青、页岩油制品等的工人患皮肤癌（包括阴囊癌）者甚多；白种人在海上或野外工作，受强烈的紫外线照射，患皮肤癌者较多。以上二类皮肤癌国内报道甚少，仅页岩油提炼厂的榨滤脱蜡工人中有较集中的阴囊癌的报道。另外也有报道职业接触无机砷（包括饮用含砷水者）的皮肤癌。近年来国外报道有些民族是职业皮肤癌发病的高危人群，特别是亚洲人和西班牙人、社会经济水平较低的族群以及老年白种人，并且在世界范围内，商业航空公司的飞行员中皮肤癌的发病率呈上升趋势，推测可能是长期高纬度飞行接触过多的射线所致；此外有报道称接触杀虫剂的人群也易患皮肤癌。

职业性皮肤癌是最早发现的职业肿瘤，约占人类皮肤癌的 10%。职业性皮肤癌与致癌物的关系，往往是最直接、最明显的，经常发生在暴露部位和接触局部。能引起皮肤癌的主要化学物质有煤焦油、沥青、蒽、木馏油、页岩油、杂酚油、石蜡、氯丁二烯、砷化物等。煤焦油类物质所致接触工人的皮肤癌最多见。在煤焦油类物质中，主要含致癌力最强的苯并芘及少量致癌性较弱的其他多环芳烃。扫烟囱工人的阴囊皮肤癌便是由于阴囊皮肤直接接触煤焦油类物质所引起，它可由乳头状瘤发展而成，并以扁平细胞角化癌较为常见。

接触无机砷化物可诱发皮肤癌。早期见四肢及面部皮肤出现过度角化、色素沉着、溃疡形成、Bowen 病。这些变化可能属于癌前病变，可发展成扁平细胞角化癌或腺癌。

长期接触 X 射线又无适当防护的工作人员患皮肤癌增多，潜伏期为 4~17 年，多见于手指。早期见皮肤呈局灶性增厚，有较深的皱纹与擦损、局部萎缩、皮肤色素加深或减退、毛细血管扩张、指甲变脆、甲面成沟并凹陷，有时可出现溃疡，称为 X 线皮炎。在皮炎的基础上，有时可出现癌变。但目前认为，电离辐射引起皮肤癌，其剂量需高达 30Sv，在一般职业条件下不常见。

5.1.3.3 其他职业性肿瘤及其病源

接触氯乙烯可引起肝血管肉瘤，多见于接触高浓度氯乙烯的清釜工，潜伏期 10~35 年不等。接触高浓度苯可引起白血病，多数出现在接触苯后数年至 20 年，短者仅 4~6 个月，长者可达 40 年。以急性粒细胞性白血病最常见，也可引起较罕见的红白血病。值得注意的是，苯中毒白血病的发病通常继发于全血细胞减少或再生障碍性贫血之后。我国报道的白血病病例，在发病前多出现血细胞减少或再生障碍性贫血。近年发现，如对全血细胞降低的患者作骨髓检查，也有可能证明是属于一种周围血细胞减少的白血病，故由苯中毒发展为白血病的实际病例可能更多些。

5.1.4 职业性肿瘤的前期预防

职业性肿瘤的预防原则是控制或消除职业性致癌物，尽量减少或避免职业性致癌物的接触；及时发现致癌物或可疑致癌物，制定容许浓度；定期体检，尽早发现患者，及时治疗。

（1）加强对职业性致癌因素的控制和管理。

1）改革工艺流程，加强卫生技术措施可将致癌物处理成无致癌活性物质，如在芳香胺生产中可先将萘酚硫化，然后再胺化，还可使游离的联苯胺或 β-萘胺先经重氮化作用，变成无致癌性物质。这样可使作业工人基本上不接触致癌物。对于不能立即改变工艺流程或目前也无法代替的致癌物，工业部门应在严格控制条件下生产，尽最大可能降低工人接触水平。

2）对致癌物采取严格管理措施。

①建立致癌物的管理登记制度。

②加强环境定期监测的管理登记制度，使其浓度控制在国家规定的阈值以下，并尽最大能力使之降至最低水平。

③禁止使用的和暂时仍需使用的致癌物要严格按照国家有关规定执行。

④处理致癌物时，应严防污染厂外环境。

（2）加强健康教育提高自我保护能力。

1）努力减少接触各种致癌因素的机会与强度。接触多环芳烃的工人尽量避免接触紫外线。工作服集中清洗、去除污染，离岗时换下工作服，下班后必须淋浴更衣。接触强致癌物或皮肤受污染后务必及时洗净，特别要注意手臂与面颈部皮肤。

2）开展戒烟和职业健康促进教育。经常开展健康教育，养成良好的生活习惯，培养文明健康生活方式，在整个作业场所内要常抓不懈地宣讲吸烟有害健康的案例，以警示那些不肯放弃不良生活方式的人们。

3）锻炼身体，合理膳食。加强锻炼身体，劳逸结合，保持心情开朗，生活规律，自我约束、自我保护，增强抗病能力，提高自身防癌抗癌的能力。合理膳食，避免吃烟熏、霉烂和含致癌物的食物，多吃低脂肪、高蛋白、富含膳食纤维的食物，研究发现葱蒜类对防癌有一定作用。

（3）建立健全医学监护制度。

1）就业前体检。筛检高危人群，肿瘤发生有明显的种族、家族和个体差异，部分是由于遗传决定的代谢活化/降解酶系的多态性。通过就业前体检，筛检出易感者，会有效控制高危人群的患病率。

2）定期健康。检查早期发现肿瘤前期的异常改变或早期阶段的肿瘤。由于职业性肿瘤以肺癌、膀胱癌及皮肤癌为主，可安排定期检查痰、尿沉渣中的情况，观察全身皮肤的变化，做到早期发现，及时诊断，迅速治疗。

3）建立快速致癌危险性预测。研究致癌物筛选方法，识别和鉴定新出现的致癌物。

4）制定有关预防职业性肿瘤的法规和职业高致癌因素的控制和管理办法，确保对致癌剂的限制与管理能有效地实施。

5.2 职业性皮肤病

5.2.1 常见职业性皮肤病

职业性皮肤病是指劳动中以化学、物理、生物等职业性有害因素为主要原因引起的皮肤及其附属器的疾病，皮肤是人体同外界环境接触的第一道防线，也是生产性有害因素首先接触的器官。职业性皮肤病的发病原因比较复杂，常常是多种因素综合作用的结果。但就某一病例而言，通常是一种职业因素起主要作用。

职业性皮肤病常见的临床类型如下：

（1）职业性皮炎。

1）接触性皮炎。直接或间接接触刺激物和（或）变应原引起的刺激性和（或）变应性接触性皮炎。

2）光接触性皮炎。接触光敏物并受到日光或人工紫外线光源照射引起的光毒性或光变应性接触性皮炎。

3）电光性皮炎。接触人工紫外线光源（电焊等）引起的急性皮炎。

4）放射性皮炎。电离辐射引起的急、慢性皮炎和皮肤黏膜溃疡。

5）药疹样皮炎。接触三氯乙烯等化学物后引起的皮肤、黏膜炎性反应，严重时伴发热和内脏病变。

（2）职业性皮肤色素变化。

1）职业性黑变病。长期接触煤焦油及矿物油、橡胶成品及其添加剂，某些颜（染）料及其中间体等引起的慢性皮肤色素沉着。

2）职业性白斑。长期接触苯基酚或烷基酚类化合物引起的皮肤色素脱失斑。

（3）职业性痤疮。接触煤焦油、页岩油、天然石油及其高沸点分馏产品与沥青等引起的油痤疮；接触某些卤代芳烃、多氯酚及聚氯乙烯热解物等引起的氯痤疮。

（4）职业性皮肤溃疡。接触六价铬、可溶性铍盐等化合物引起的"鸟眼型溃疡"。

（5）职业性感染性皮肤病。接触某些细菌、病毒等微生物引起的皮肤炭疽、类丹毒、挤奶员结节等职业性皮肤损害。

（6）职业性疣赘。长期接触沥青、煤焦油、页岩油及高沸点馏分矿物油等在接触部位引起的扁平疣样、寻常疣样及乳头瘤样皮损，以及接触石棉引起的石棉疣。

（7）职业性角化过度、破裂。接触有机溶剂和碱性物质以及机械性摩擦等引起的皮肤粗糙、增厚与裂隙。

（8）职业性痒疹。由螨、尾蚴等生物性因素引起的丘疹性荨麻疹样损害。

（9）职业性浸渍、糜烂。长期浸水作业引起的皮肤乳白色肿胀、起皱与糜烂。

（10）职业性毛发改变。矿物油、沥青等引起的毳毛折断或增生等毛发异常。

（11）职业性指甲改变。长期接触碱类物质、矿物油及物理因素等引起的平甲、匙甲、甲剥离等甲损害。

（12）其他。与职业接触有明确因果关系的其他职业性皮肤病，如接触玻璃纤维、铜屑以及多种化学物的粉尘或气体引起的皮肤瘙痒症；接触乳胶手套、氯丙嗪、林丹、生漆等引起的接触性荨麻疹；接触煤焦沥青、煤焦油、页岩油、无机砷和电离辐射等引起的鳞状细胞癌、基底细胞癌等皮肤肿瘤。

5.2.1.1 职业性皮炎

A 职业性接触性皮炎

职业性接触性皮炎是指在劳动或作业环境中直接或间接接触具有刺激和致敏作用的职业性有害因素引起的急、慢性皮肤炎症性改变。根据发病机制的不同通常将其分为刺激性接触性皮炎和变应性接触性皮炎，诊断时应尽量分开，以便于劳动能力鉴定，但某些致病物既具刺激作用，又具致敏作用，当临床上难以分型或两种作用同时存在时，可诊断为职业性接触性皮炎，并按职业性变应性接触性皮炎处理。

国外统计资料显示职业性接触性皮炎占职业性皮肤病 90%~95%。不同职业中接触性皮炎的发生率不同，即使同一种职业在不同国家或地区由于工作条件、工艺及接触机会的不同也会有所不同。

（1）刺激性接触性皮炎。指在职业环境中直接或间接接触刺激物引起的接触性皮炎，简称刺激性皮炎，约占接触性皮炎的 60%~80%。职业环境和工艺的改进，以及劳动保护的加强，刺激性皮炎发病比例有所下降，而变应性皮炎有所上升。弱刺激物接触者一般很少发病，只有在长期或反复接触后才发病，因此也称为累积刺激性皮炎。

接触机会：主要职业性刺激源有水、肥皂、洗涤剂、碱、酸、金属工作液、有机溶剂、石油产品、氧化剂、还原剂、动物产品、某些植物、粉尘及物理因素等。刺激物的刺激性与其化学性质、浓度有关。

（2）变应性接触性皮炎。指在职业环境中直接或间接接触变应原引起的接触性皮炎，简称应变性皮炎。由接触变应原致敏引起，仅少数人经过一段时间接触后致敏才发生。初次致敏往往需要接触几天以上才发生反应，而致敏后如再接触敏感变应原则多在 24~48h 左右反应。去除接触致敏原后炎症反应不能马上消退。

接触机会：常见高过敏风险的职业为从事黏合剂、树脂、塑料工作的职业，以及建筑业、餐饮业、农业、玻璃工业、园艺业、漆业、药剂与化学工业、橡胶工业、纺织印染与木材加工业。随着生活水平不断提高，人们对美容美发用品的需求量日益增加，化妆品中的香脂、染料以及染发、烫发剂等均为常见的致敏原，同时，劣质美容美发用品也增加了本病的发生率和复发率。

B　职业性光接触性皮炎

职业性光接触性皮炎是指在劳动中接触光敏物并受到日光或人工紫外线光源照射引起的光毒性或光变应性接触性皮炎。是化学与物理原因共同作用的结果，中长波紫外线（280~400nm）是主要能产生光敏作用的光能。职业性光接触性皮炎可分为职业性光变态反应和职业性光毒反应两大类，光毒反应属于非免疫反应，而光变态反应属于免疫反应，发生于少数过敏体质的人。有时某些化学物质既可以引起光变态反应，又可以引起光毒性反应。

接触机会：职业性光接触性皮炎致敏物主要有煤焦油，沥青及沥青中所含的蒽、菲和吖啶，氯丙嗪及其中间体，化妆品香料如柠檬油、檀香油等；植物衍生物如呋喃香豆素等；药品如氯丙嗪和胺碘酮等。

C　职业性电光性皮炎

职业性电光性皮炎是指在劳动中接触人工紫外线光源（如电焊、碳精灯、水银石英灯等）作业者无适当防护措施时引起的皮肤急性炎症。如电焊器引起的皮肤急性炎症。

接触机会：由纯物理因素引起，主要见于焊接工及其辅助人员。焊接产生的电弧光主要包括紫外线可见光和红外线。紫外线被皮肤的色基吸收后，导致表皮和真皮细胞的广泛损伤，并引发了以组织修复为目的的炎症反应。

D 放射性皮炎

放射性皮炎是指电离辐射引起的急、慢性皮炎和皮肤、黏膜溃疡。

（1）急性放射性皮肤损伤。急性放射性皮肤损伤是指身体局部受到1次或短时日间（数日）内多次大剂量（X、γ及β射线等）外照射所引起的急性放射性皮炎及放射性皮肤溃疡。

接触机会：见于接触电离辐射，包括X线、γ射线、境界线、电子、质子、中子等作业者。

（2）慢性放射性皮肤损伤。慢性放射性皮肤损伤由急性放射性皮肤损伤迁延而来或由小剂量射线长期照射（职业性或医源性）后引起的皮肤及其附件的损伤。发生慢性放射性皮炎及慢性放射性皮肤溃疡，严重者可累及骨骼。

接触机会：常见于矫形外科医师于X射线下作骨折整复，或X射线诊断医师和技术员，还见于短期大量照射治疗皮肤恶性肿瘤、反复的亚红斑剂量分次X线照射治疗痤疮、反复X线透视、境界线治疗、浅表及深部X线、镭和电子束治疗。

E 三氯乙烯致职业性药疹样皮炎

职业性药疹样皮炎是指在职业活动中接触三氯乙烯、硫酸二甲酯、丙烯腈、甲胺磷或乐果等化学物引起的以急性皮肤炎症性反应为主要表现的全身性疾病。临床上以重症多形红斑、大疱性表皮坏死松解或剥脱性皮炎等皮肤损害、伴有发热和内脏损害为主要表现。类似于某些药物通过体内各种途径进入人体后引起的药物性皮炎。

接触机会：三氯乙烯是常用的有机溶剂，广泛应用于医药、五金电镀、玩具、印刷等行业，主要用于电路板和金属表面的去污清洁、衣服干洗、印刷油墨斑点去污等。

5.2.1.2 职业性黑变病

职业性黑变病是指职业环境中长期接触职业性有害因素（主要是煤焦油、石油及其分馏产品，橡胶添加剂，某些颜料、染料及其中间体等）引起的慢性皮肤色素沉着性疾病。又称焦油黑变病、苔藓样中毒性黑皮炎。约占职业性皮肤病的2%~5%。

接触机会：职业性黑变病的有害因素主要有三大类，煤焦油、石油及其分馏产品；橡胶添加剂；某些颜料、染料及其中间体等，其占所致职业性黑变病致病因素的90%。我国应用最广泛的是焦油和石油沥青，沥青的成分复杂，其含有的挥发物是致病的主要因素。

5.2.1.3 职业性痤疮

职业性痤疮是指在生产劳动条件下接触矿物油类或某些卤代烃类引起的皮肤毛囊、皮脂腺系统的慢性炎症损害。

职业性痤疮是常见的职业性皮肤病之一，其发病率仅次于职业性皮炎。各种致病物引起的痤疮其临床表现不尽相同。根据主要致病物和临床表现相近者，归纳为两大类：由煤焦油、页岩油、天然石油及其高沸点分馏产品与沥青等引起的称为油痤疮；由某些卤代芳烃、多氯酚及聚氯乙烯热解物等引起的称为氯痤疮。两者只是分类，而不是固定的疹型，诊断时统一诊断为职业性痤疮。

接触机会：生产中接触到的致痤疮物质主要有两大类，一类是石油（包括原油、各种柴油、机油、各种润滑油，以及切削油、乳化油、变压油等）和煤焦油分馏产品（包括煤焦油、焦油沥青及杂酚油等）引起的油痤疮，也称油疹；另一类是卤代烃类化合物，包括多氯苯、多氯（溴）萘、多氯（溴）联苯、多氯氧芴、四氯二苯并-P-二噁英、六氯二苯并-P-二噁英、多氯酚、四氯氧化偶氮苯、聚氯乙烯热解物等引起的氯痤疮。此外，演员因使用油彩化妆引起的化妆品痤疮，药厂工人因生产某些激素引起的药源性痤疮也属于职业性痤疮范围。

5.2.1.4 职业性皮肤溃疡

职业性皮肤溃疡是指生产劳动中直接接触某些铬、铍、砷等化合物所致形态较特异、典型的鸟眼状、病程较慢的皮肤溃疡，如铬溃疡（铬疮）、铍溃疡等。这类化合物具有刺激和腐蚀性，能通过伤口或完整的皮肤引起溃疡。

接触机会：常见的致病物有铬酐、铬酸、铬酸盐、重铬酸盐等六价铬化合物及氟化铍、氯化铍、硫酸铍等可溶性铍化合物。多见于铬、铍冶炼及其化合物的生产与使用（如鞣革、镀铬）等行业。

5.2.1.5 化学性皮肤灼伤

化学性皮肤灼伤是常温或高温的化学物直接对皮肤刺激、腐蚀作用及化学反应热引起的急性皮肤损害，可伴有眼灼伤和呼吸道损伤。某些化学物可经皮肤、黏膜吸收中毒。

接触机会：常见的直接对皮肤有刺激腐蚀作用的化学物有硫酸、盐酸、硝酸、冰乙酸、氨水、石碱、氯磺酸、苯酸、三氯化磷、对硝基氯苯、二甲基氯硅烷等。

5.2.2 职业性皮肤病的防治

职业性皮肤病的防治目的是保护作业者皮肤不受刺激和损害。

治疗方法和用药原则同一般皮肤病，应尽量除去有害因素，防止继续伤害作业者；对于发生接触过敏性皮炎，痊愈后复工应慎重；对反复发作且逐渐加重者，应调换工作。

预防应采取以下措施：

（1）改善作业者的工作条件。改进生产工艺，尽可能做到操作过程机械化、自动化，生产设备的密闭化、管道化。安装良好、有效的通风、排气及吸尘设备，加强管理、清洁、维修，防止发生跑、冒、滴、漏等现象，减少或消除有害物质对作业者的伤害。

（2）加强个人防护。正确使用适当的防护衣等个人防护装备：1）工人应穿着长袖上衣和长裤及佩戴手套，必要时需戴口罩、帽子、面罩或眼罩，穿长筒靴等；2）穿戴防护衣物前，要确保皮肤是洁净的，并检查衣物是否无损。此外，如发现物料性质起变化，例如发胀、变色、变硬或变软，便要更换防护衣物，穿防护衣时，衣袖要盖过手套，裤管要盖过靴筒，以防止有害物渗入手套及长靴内损伤皮肤；3）处理液态化学物料，要佩戴防渗漏手套，不是所有手套都能有效阻挡各种化学品的穿透，选择合适的手套时应向供货商查询、索取渗透数据；4）防护衣物用完后应立即清洗，沾上化学物的工作服应与其他衣物分开清洗，防止交叉污染；5）脱手套前，应在清水下冲洗手套，避免脱手套时手部皮肤接触到化学品，正确使用皮肤防护剂。

（3）注意职业环境和个人卫生。做好卫生是最有效的防护措施之一，但易被人们忽视。对存在污染的环境，应经常对其设备、工具及车间环境进行打扫和水冲洗，保持清洁以减少皮肤污染的机会。个人卫生也很重要，应养成良好的卫生习惯。1）作业者要经常保持皮肤清洁，一旦皮肤沾染了有害物质，便应立刻以清水冲洗，不要使用溶剂清洁皮肤。清洗皮肤后要立刻抹干，涂上润肤膏，弥补失去的皮脂及防止失水。2）作业者应在工作后及饮食前清洗双手及面部，上厕所前也应清洗双手，每天工作完后用花洒洗浴。因此，工作场所应依据工种需要提供方便和足够的浴室、清洗设施和更衣室，下班后沐浴更衣。作业者外用防护剂如防晒霜、隔离霜、劳动保护霜等可减少劳动过程中有害物质对皮肤的刺激和伤害。

（4）建立必要的急救设施。

1）要为紧急事故（如作业者接触到大量化学品或皮肤受伤等）发生做好准备。如作业者的皮肤或眼睛接触到腐蚀性化学品时，应能及时提供紧急洗眼及花洒设备。这些设备应放在接近使用有害化学品的地方，并且要确保作业者了解它们的存在及使用方法。此外，应定期检查及维修设备，确保能随时有效地使用。2）皮肤受伤后，微生物或化学品便能乘虚而入，故应提供足够、适当并容易取用的急救设施和物品，保证所有皮肤伤口可立刻进行清创和包扎。

（5）健全各项规章制度，做好卫生保健指导、训练及监督工作。制订、完善安全卫生的工作制度，要向作业者提供训练及指导，加强职业安全卫生教育，告知作业过程对皮肤可能产生的危害及其预防措施，使作业者了解职业性皮肤病预防的重要性及防护方法，并督促作业者遵从安全工作方法。此外，管理人员应监督作业者遵守预防措施，并采取跟进行动。

（6）健康监护。招收新职工时要进行必要的体格检查，有职业禁忌证者不得从事该职业工作。对接触有害物的作业者，应进行定期体格检查，以便早期发现及时治疗，不宜从事原工作者应及时调离。

5.3 职业性传染病

5.3.1 职业性传染病的分类

职业性传染病是在生产过程中，接触某种传染病病原体而引起的疾病。职业性传染病涉及范围较广，多见于牲畜饲养、皮毛加工、兽医、屠宰、牧民、矿工等工作人员。

根据微生物病原体分类，职业性传染病可分为：

（1）职业性细菌传染病，如炭疽、布鲁氏杆菌病等。

（2）职业性病毒传染病，主要有森林脑炎、口蹄疫、挤奶工结节病、牧民狂犬病等。

（3）职业性真菌病，常见有放线菌病和皮肤真菌病。

（4）职业性螺旋体传染病，如钩端螺旋体病。

上述职业性传染病均可经接触有病的牲畜或者病畜污染物而直接受到感染。职业性传染病发病均有一个潜伏期，根据接触微生物种类不同，临床表现各异，如炭疽病主要损害颈、面、肺和肠；布鲁氏杆菌病主要病变部位在骨关节和生殖系统；森林脑炎主要表现为中枢神经系统的损伤。

我国1987年颁布的法定职业病名单中，职业性传染病有三种：炭疽、森林脑炎和布鲁氏杆菌病。

5.3.2　典型职业性传染病及其防治

5.3.2.1　炭疽病

炭疽病是由炭疽菌引起的人畜共患的急性传染病。炭疽病的职业性高危人群主要是牧场工人、屠宰工、剪毛工、搬运工、皮革厂工人、毛纺工、缝皮工及兽医。

炭疽热主要通过三种途径传播：皮肤接触、吸入和食用。皮肤性炭疽热是这种细菌感染中的最常见形式，与吸入性炭疽热相比危险要小得多，经常与牲畜接触的人，如牧民、兽医和加工皮毛的工人，常患皮肤炭疽，这是一种不痛的溃疡，但非常难以治愈。如果吃了患了炭疽牲畜的肉（炭疽芽孢杆菌可不是煮熟了就能杀死），会患肠炭疽，就严重得多。而且，不管哪一种类型的炭疽，没有得到正确的治疗，都会发展成败血症炭疽或肺炭疽，很容易引起死亡，还有可能在人与人之间传播。

预防措施：

（1）隔离治疗。严格隔离治疗至痂皮脱落或者症状消失，分泌物及排泄物相隔5日培养一次，连续两次阴性为止。治疗药物首选青霉素。皮肤炭疽可用青霉素160万~400万u/d，肌注或静滴，疗程7~10天。口服或静注强力霉素（多西环素）（500mg/d）或红霉素（1.5~2.0g/d）也有效。其余各型炭疽青霉素剂量应加大至1800万~2400万u/d，静滴。与链霉素、庆大霉素等联合用药效更佳。毒血症严重者可肌注或静注抗炭疽血清，或静滴氢化可的松。尤其恶性水肿型炭疽静滴氢化可的松可有效控制局部水肿蔓延扩展。皮肤炭疽病灶可用1∶2000高锰酸钾液冲洗，涂以无刺激性抗生素，5%磺胺软膏，切忌挤压或切开病灶以免病灶扩散。

（2）切断传播途径。病人及病畜分泌物、排泄物应严格消毒处理、焚毁病尸死畜，严禁销售病畜肉、乳、皮毛。

（3）保护易感者。高危人群接种无毒活菌苗，应在本病流行前4~5个月接种完毕，连续接种三年。疫区畜群可接种无毒芽孢菌苗。

5.3.2.2　布鲁氏杆菌病

布鲁氏杆菌病的传染源是病畜及带菌动物。由于母畜的胎液中含有赤鲜醇，能刺激布鲁氏杆菌生长繁殖，所以受感染母畜流产的胎儿、胎水和胎衣及阴道分泌物最具有传染性。其次乳腺组织、淋巴结、关节、睾丸、精液等也适宜布鲁氏杆菌生长，有一定的传染性。人体传染布鲁氏杆菌可以通过体表皮肤黏膜、消化道、呼吸道侵入。人的感染途径与职业、饮食、生活习惯有关。

预防措施：

（1）隔离治疗。急性期应住院隔离治疗至病症消失，血培养阴性为止。急性期和慢性期均可使用四环素、链霉素、利富平等抗生素治疗。为提高疗效、防止耐药和复发，应以长疗程联合用药疗法为原则。如利富平15mg/（kg·d）联合强合霉素100mg Bid（每日两次），疗程6周；或链霉素联合强力霉素（多西环素）或四环素，其疗效均满意。严重中毒者可短期应用肾上腺皮质激素。慢性期抗生素治疗仍有效，为提高疗效同时可静脉注射布鲁氏杆菌菌苗。

（2）切断传播途径。病人畜排泄物等要注意消毒处理，严防含菌污水粪便污染食物、水源。禁止销售及食用病畜肉、乳。疫区皮毛须检疫合格方可出售。

（3）保护易感者。给疫区人、畜接种菌苗。疫苗预防免疫是控制布病的有效措施，但目前使用的活苗对人有不同程度的残余毒力，防疫过程中应注意自身防护。

5.3.2.3 森林脑炎

森林脑炎又称苏联春夏脑炎或称远东脑炎，是由森林脑炎病毒经硬蜱媒介所致自然疫源性急性中枢神经系统传染病。

野生啮齿动物及鸟类是主要传染源，林区的幼畜及幼兽也可成为传染源，传播途径主要是硬蜱叮咬。人群普遍易感，但多数为隐性感染，仅约1%出现症状，病后免疫力持久。本病分布中、俄、捷克、保加利亚、波兰、奥地利等国。我国主要见于东北及西北原始森林地区。流行于5~6月份，8月后下降。多散发，林区采伐工人患病比较多。潜伏期7~21日，多数10~12天。

本病主要见于森林有关的人员。例如森林调查队员、林业工人、筑路工人等。在林业工人中采伐工和集材工的发病率高于其他工种，其中使用畜力（牛、马）的集材工发病率最高。林业工人多为男性青壮年，故患者多为20~40岁青壮年男子。

预防措施：

（1）外出作业穿专门个体防护服（紧裤脚、紧袖口、紧领口的连身衣）及高筒靴，衣帽可用药物（邻苯二甲酸二甲酯）浸泡涂擦，接种灭活疫苗。

（2）灭鼠、防鼠、灭蜱、防蜱，铲除杂草，保持驻地整洁卫生。

5.4　其他职业病

5.4.1　职业性哮喘

职业性哮喘是在生产环境中吸入致喘物后引起的以间歇发作性喘息、哮鸣等为特点的气道狭窄性疾病。脱离致喘物后可缓解。其发病率约占所有哮喘总数的2%~15%，但某些职业人群中可高达5%~40%。

涉及职业性致喘物的职业也颇为广泛，包括化工、纺织、印染、合成纤维、橡胶、染料、冶炼、农药、塑料、电子、制药、皮革、油漆、颜料、实验动物和家禽饲养、粮食、食加工与作物种植等。至今已查明有200多种致喘物和职业有关。GBZ 57—2008《职业性哮喘诊断标准》中规定了5类职业性致喘物：（1）异氰酸酯类，如甲苯二异氰酸酯（TDD）、亚甲基二苯二异氰酸酯（MDI）、六亚甲基二异氰酸酯（HDI）、萘二异氰酸酯（NDI）等；（2）苯酐类，如邻苯二甲酸酐（PA）、偏苯三酸酐（TMA）、四氯苯酐（TCPA）等；（3）多胺类，如乙二胺、二乙烯三胺、三乙基四胺等；（4）铂复合盐；（5）剑麻；（6）β-内酰胺类抗生素中的含6-氨基青霉烷酸（6-APA）结构的青霉素类和含7-氨基头孢霉烷酸（7-ACA）结构的头孢菌素类；（7）甲醛；（8）过硫酸盐，如过硫酸钾、过硫酸钠、过硫酸铵等。

处理原则：

（1）治疗原则。急性发作期应迅速脱离作业现场，对症治疗，如吸氧，给予平喘药、抗过敏药及中药等；必要时给予肾上腺糖皮质激素。慢性反复发作者，除给予上述处理外，尚需配合适当的支持治疗。

（2）其他处理。确立诊断后应立即调离原工作岗位，适当休息和治疗，恢复后可安排其他工作。对重度哮喘者可考虑改变生活、工作环境，对症治疗，并根据健康状况，安排适宜的轻工作。

预防措施：

（1）改变工序、替代原料、清洁环境、加强管理，定期环境监测，通风除尘等是降低化学性致喘物的有效措施。

（2）加强个人防护，佩戴个人防护用具、不吸烟、定期健康检查，一旦发生哮喘则应及时脱离原岗位。

（3）加强职业性过敏性疾患的管理，提高领导及管理人员的认识水平，建立职业性致敏物名单，控制接触人数。

5.4.2　金属烟热

金属烟热是因吸入某些金属加热过程中所产生的金属氧化物，引起以体温升高、白细胞数增多、肌肉关节痛为主要表现的全身性疾病。

接触机会：

致金属烟热金属类包括：熔炼锌、铜、银、铁、镉、砷等矿物时可产生新生氧化物。接触工种有：金属熔炼和浇铸、锌的冶炼和铸造、锌白制造、焊锌、喷锌、镀锌，气割铜、银镉、铝、铁等工种。

处理原则：

（1）治疗原则。一般不需特殊药物治疗，较重者，根据病情给予对症治疗。

（2）其他处理。经适当休息，痊愈后可继续从事原工作，定期复查。

预防措施：冶炼、铸造作业应尽量采用闭密化生产、加强通风以防止金属烟尘和有害气体逸出，并回收加以利用。在通风不良的场所焊接、切割时，应加强通风，操作者应佩戴送风面罩或防尘面罩，并缩短工作时间。

5.4.3　煤矿井下工人滑囊炎

煤矿井下工人滑囊炎是指煤矿井下工人在特殊的劳动条件下，致使滑囊急性外伤或长期摩擦、受压等机械因素所引起的无菌性炎症改变。

接触机会：在薄煤层工作的采煤工人进出及掘进时全靠肘、膝支撑身体爬行，使肘、膝部滑囊长期受压；呈跪位或侧卧位工作时，肘、膝、肩、髂外侧、踝部等多处受压；煤矿井下运输靠煤拖使双肩长期受压和摩擦。

处理原则：

（1）急性滑囊炎以休息为主，暂时脱离井下作业，避免继续受压和摩擦，防止继发感染。

（2）其他处理。急性、亚急性滑囊炎患者治愈后可恢复原工作，亚急性患者久治不愈或反复发作者以及慢性患者应调离原工作岗位。

预防措施：

（1）改善工人的作业条件。提高机械化自动化水平，降低工人特殊体位作业的强度，是预防本病的主要措施。

（2）减轻局部摩擦、受压的负荷。如可在膝前、肘部佩戴可缓冲压力的护垫，缩短持续工作的时间。

习题与思考题

5-1　几类常见职业性肿瘤在病源上有什么异同？

5-2　从哪些环节入手可以控制和消除职业性肿瘤？

5-3　如何预防职业性皮肤病？

5-4　若工人在防护不当的条件下电焊作业后出现畏光、流泪等症状，应考虑发生了什么？该怎么防治？

5-5　常见职业性传染病有哪几种？如何预防？

5-6　若在冶炼、铸造作业过程中工人出现发热等症状，应考虑发生了什么？该怎么防治？

6 物理性有害因素及对健康的影响

6.1 不良气候条件对健康的影响

6.1.1 高温作业

6.1.1.1 高温作业及其分类

高温作业指工作地点有生产性热源，以本地区夏季通风室外平均温度为参照基础，工作地点的气温高于室外2℃或2℃以上的作业。大多数工业行业如冶金、机械制造、炉窑车间及造纸、仪表制作、火力发电厂、水泥生产、轮船锅炉作业等都涉及高温作业。高温作业按气象条件的特点分为三种类型：

（1）干热作业。特点：气温高、热辐射强度大，而相对湿度较低。如冶金工业的炼焦、炼铁、炼钢等车间机械制造工业的铸造车间，陶瓷、玻璃、建材工业的炉窑车间等，均属于高温、强辐射作业。

（2）湿热作业。特点：高气温、高气湿（相对湿度大于80%），而热辐射强度不大。如纺织、印染工厂、深井煤矿等。

（3）夏季露天作业。特点：高气温与热辐射联合作用环境，且伴随周围物体二次辐射。如建筑工地，室外搬运等。

《劳动法》中，对高温作业作了如下规定：在高温天气期间，用人单位应根据下列规定，合理安排作息，确保员工劳逸结合、有足够的休息时间。但因行业特点不能停工或者因生产、人身财产安全和公众利益的需要必须紧急处理或及时抢修的情况除外。

（1）日最高气温达到40℃时，当日应停止工作。

（2）日最高气温达到38℃时，当日工作时间不得超过4h。

（3）日最高气温达到35℃时，应根据生产工作情况，采取换班轮休等方法，缩短员工连续作业时间；不得安排加班加点；12~15时应停止露天作业；因行业特点不能停止作业的，12~15时员工露天连续作业时间不得超过2h。

6.1.1.2 高温作业对机体健康的影响

高温作业对人体的影响不仅取决于温度的高低还受劳动强度、劳动时间及人体的健康状况等因素的影响。高温作业时，机体的散热能力下降，体温升高，人体会出现一系列生理功能改变，这些变化在人体能够承受的范围内是可以逐步适应，但超过承受范围，且不做任何个人防护（如穿隔热服、高温头罩等），则会产生病变等严重后果。高温作业对机体健康危害具体有如下几点：

（1）生理功能改变。作业人员长时间处在高温环境下，会导致人体体温调节功能失调、水盐代谢紊乱、血压下降、心肌损伤、肾脏功能下降等症状发生。

（2）热适应。人在热环境工作一段时间后对热负荷产生适应或耐受的现象，机体内多余的热不能及时散发掉，导致机体热平衡被破坏。

（3）引发热射病、热痉挛、热衰竭等中暑性疾病。热射病主要特点为过热及中枢神经系统症状，多数病例为骤起昏迷。开始时大量出汗，以后出现"无汗"，并伴有皮肤干热发红。热痉挛主要表现为明显的肌痉挛，伴有收缩痛，患者意识清，体温一般正常。热衰竭表现为头晕、头痛、心悸、恶心、呕吐、面色苍白、多汗、皮肤湿冷、体温不高或稍高，脉搏细弱，血压短暂下降、晕厥，一般不引起循环衰竭。

6.1.1.3　高温作业的防护措施

由于高温作业对人体许多生理功能都有影响，严重时可能危及生命，因此应该采取积极的措施，保护高温作业人员的身体健康。

（1）技术措施。

1）采用局部或全面机械通风，或强制送入冷风来降低作业场所的温度。

2）在高温作业厂房修建隔离操作室，向室内送冷风或安装空调。

3）进行工艺改革，合理设计工艺流程，改善生产设备和操作方法，尽可能实现机械自动化作业。

（2）组织管理措施。

1）加强领导，改善管理，严格遵守国家有关高温作业卫生标准，搞好防暑降温工作，如按照 GB/T 4200—2008《高温作业分级》中的方法和标准，对本单位的高温作业进行分级和评价，一般应每年夏季进行一次。

2）根据生产特点和具体条件，在保证工作质量的同时，可适当增加休息时间和减轻劳动强度。如实行轮换制，增加工间休息次数，延长午休时间等。

（3）保健措施。

1）高温作业人员每年进行一次体检，对患有高血压、心脏病、糖尿病、甲状腺功能亢进和严重的大面积皮肤病者，应予以调离岗位。

2）供给含盐（0.15%~0.2%为宜）饮料和其他防高温饮料，制定合理膳食，补充蛋白质和维生素等。

为了加强高温作业、高温天气作业劳动保护工作，维护劳动者健康及其相关权益，2012 年 6 月 29 日国家安全监管总局、卫生部、人力资源和社会保障部、全国总工会对《防暑降温措施暂行办法》进行了修订，制定了《防暑降温措施管理办法》，自发布之日起施行。1960 年 7 月 1 日卫生部、劳动部、全国总工会联合公布的《防暑降温措施暂行办法》同时废止。这条法规也成为截至目前唯一生效的对于高温劳动保护具有指导性意见法规。依照规定，用人单位安排劳动者在高温天气下（日最高气温达到 35℃以上）露天工作以及不能采取有效措施将工作场所温度降低到 33℃以下的，应当向劳动者支付高温津贴，并纳入工资总额。同时，用人单位应当为高温作业、高温天气作业的劳动者供给足够的、符合卫生标准的防暑降温饮料及必需的药品，不得以发放钱物替代提供防暑降温饮料，防暑降温饮料不得充抵高温津贴。能够领取高温津贴者必须是在高温下工作的岗位职工，包括建筑工人、无空调的公交车司机、露天环卫工人等。室外露天作业人员高温津贴每人每月不低于 60 元；在 33℃（含 33℃）以上室内工作场所作业的人员，每人每月不低于 45 元。目前全国至少已有 28 个省份明确了津贴发放标准。

6.1.2　低温作业

6.1.2.1　低温作业的定义

根据我国国家标准 GB/T 14440—1993《低温作业分级》的规定，低温作业是指在生产劳动过程中，其工作地点平均气温等于或低于 5℃的作业。常见的低温作业有高山高原工作、潜水员水下工作、现代工厂的低温车间以及寒冷气候下的野外作业等。

6.1.2.2　低温作业时间率

低温作业时间率是指一个劳动日在低温环境中净劳动时间占工作日总时间的百分率。

低温作业时间率的计算方法：同一工种随机选择受测工人三名，并跟班记录一个劳动日实际低温作业时间，连续记录三天，取其平均值计算低温作业时间率。

$$低温作业时间率（\%）= \frac{低温作业时间（min）}{工作日总时间（min）} \times 100\%$$

6.1.2.3　低温作业分级

GB/T 14440—1993 中按工作地点的温度和低温作业时间率将低温作业分为四级，级别高者冷强度大，见表 6-1。

表 6-1　低温作业分级

低温作业时间率/%	温度范围/℃					
	≤5~0	<0~-5	<-5~-10	<-10~-15	<-15~-20	<-20
≤25	I	I	I	II	II	III
>25~50	I	I	II	II	III	III
>50~75	I	II	II	III	III	IV
≥75	II	II	III	III	IV	IV

注：凡低温作业地点空气相对湿度平均等于或大于 80% 的工种应在本标准基础上提高一级。

6.1.2.4　低温作业对人体的影响

低温对人体的影响较为复杂，涉及低温的强弱程度、作用时间以及方式。例如突然进入低温环境或机体受到暴寒的作业人员，同长时间在低温环境中并逐渐适应的作业人员，其应激程度不同。此外，机体本身的生理状况、作业的性质与条件，以及对低温的耐受能力等也有较大差异。

（1）在极冷的低温下，短时间内机体散热加快，会使身体各个系统产生一系列生理变化，可导致局部性或全身性损伤，如冻伤或冻僵，甚至造成死亡。

（2）冷金属与皮肤接触时所产生的黏皮伤害，这种情况一般发生在-10℃以下的低温环境中。

（3）当长时间低温作业超过了人体耐受能力时，机体易产生不适症状，出现呼吸急促、心率加快、头痛、瞌睡、身体麻木等生理反应，还会出现感觉迟钝、动作反应不灵活、注意力不集中、不稳定，以及否定的情绪体验等心理反应。

6.1.2.5　低温作业劳动保护措施

低温作业的主要防护措施包括以下几点：

（1）车间温、湿度应符合 GBZ1—2010《工业企业设计卫生标准》，冬季要有防寒、采暖设施，露天作业要有防风棚、取暖棚。

（2）尽可能实现自动化、机械化作业，避免或减少低温作业和冷水作业，并控制低温作业、冷水作业的时间。

（3）冷库等低温封闭场所，应设通信、报警装置，附近要设立采暖操作室、休息室、待工室等，保证作业人员有足够的休息次数和休息时间。

（4）定期对作业人员进行体格检查，做好健康监护工作。

（5）加强个体防护，作业时穿戴防寒服、鞋、帽、手套等保暖用品。

6.1.3 异常气压

一般情况下，人们工作场所的气压变化不大，但有些特殊工作场所的气压会过高或过低，与正常气压相差甚远，如不注意防护，会对人的工作效率和身体健康产生不利影响。

高气压对机体的影响在不同阶段表现不同。在加压过程中，可引起耳充塞感、耳鸣、头晕等症状，甚至造成鼓膜破裂。压力稳定时，在686kPa（7个大气压）以上，主要表现为氮的麻醉作用，如醉酒样、意识模糊、幻觉等。在高气压作业条件下，欲恢复到常压状态的减压过程，如减压过速，则引起减压病，此时人体的组织和血液产生气泡，导致血液循环障碍和组织损伤。

低压作业对人体的影响是由于低氧性缺氧而引起的损害，如高原病。急性高原病分为3种类型：急性高原反应，主要症状为头痛、头晕、心悸、气短、恶心、腹胀、胸闷等；高原肺水肿，主要症状为干咳、胸痛、呼吸困难、咳血性泡沫状痰、烦躁不安等；高原脑水肿，起病急，伴有剧烈头痛、兴奋、谵妄、抽搐、昏迷等症状。慢性高原病多见于较长时间生活在高原的人，由于某种原因失去了对缺氧的适应能力，可分为慢性高原反应、高原心脏病、高原红细胞增多症、高原高血压和高原低血压等。

6.2 噪声对健康的影响

从物理学角度定义，噪声是发声体做无规则振动时发出的声音，以波的形式在一定的介质（如固体、液体、气体）中进行传播。从生理学角度定义，凡是妨碍人们正常休息、学习和工作的声音，以及对人们要听的声音产生干扰的声音称为噪声。噪声主要有四种来源：交通噪声、工业噪声、建筑施工噪声和生活噪声。

6.2.1 生产性噪声的特性、分类和来源

在生产中，由于机器转动、气体排放、工件撞击与摩擦所产生的噪声称为生产性噪声或工业噪声。生产性噪声的分类很多，按其来源可分为：

（1）机械性噪声。由于机械的撞击、摩擦、转动所产生的噪声，如机床、纺织机、电锯、球磨机等发出的声音。

（2）空气动力性噪声。气体压力或体积的突然变化或流体流动所产生的声音，如空气压缩机，通风机，喷射器等发出的声音。

（3）电磁性噪声。由于电机中交变力相互作用而发生，如发电机、变压器等发出的嗡嗡声。

　　根据噪声随时间的分布不同，噪声又可分为连续性和间断性噪声。连续性噪声又可分为稳态性噪声（声压级波动小于 5dB）和非稳态性噪声（声压级波动大于 5dB）。后者中的脉冲性噪声（声音持续时间小于 0.5s，间隔时间大于 1s，声压有效值变化大于 40dB）对人体的危害较大。根据我国职业卫生标准 GBZ 2.2—2007《工作场所有害因素职业接触限值物理因素》的要求，如果劳动者每周工作 5d，每天工作 8h，稳态噪声的职业接触限值为 85dB（A）；如果每周工作不是 5d，需计算 40h 等效声级，限值为 85dB（A），具体见表 6-2。

表 6-2　工作场所噪声职业接触限值

接触时间	接触限值/dB(A)	备　注
5d/w，=8h/d	85	非稳态噪声计算 8h 等效声级
5d/w，≠8h/d	85	计算 8h 等效声级
≠5d/w	85	计算 40h 等效声级

6.2.2　噪声对人体的危害

　　噪声对人体的危害是全身性的，长期接触噪声既可以引起听觉系统的变化，也可以对非听觉系统产生影响。这些影响的早期主要是生理性改变，长期接触比较强烈的噪声，可以引起病理性改变。

　　（1）对听觉系统的影响。

　　1）暂时性听阈位移。人接触噪声后引起听阈变化，脱离噪声环境后经过一段时间听力可以恢复到原来水平。

　　2）永久性听阈位移。长期暴露在噪声环境中，听觉器官损伤，不能恢复到正常的听阈，严重的会引发噪声聋等职业病。职业性噪声聋是指人们在工作过程中长期接触生产性噪声而发生的一种进行性感音性听觉障碍。职业性噪声聋患者与其接触噪声的时间、强度特别是噪声作业工龄有极大的关系。由于生产性机械产生的噪声均为连续稳态性，因而对听力的损伤是一种慢性渐进式的，一般在 1~2 年的接噪时间内不会有耳聋的情况。

　　（2）对神经、消化、内分泌等系统的影响。

　　1）引起头痛、头晕、记忆力减退、睡眠障碍等神经衰弱综合征。

　　2）引起心率加快或减慢、血压升高或降低等改变。

　　3）引起食欲减退，腹部等胃肠功能紊乱。

　　4）噪声还可对视力、血糖等产生影响。

6.2.3　影响噪声对机体作用的因素

　　（1）噪声强度和频谱特性。噪声强度越大，频率越高则危害越大。

　　（2）噪声的性质。噪声强度相同，接触以高频为主的噪声往往比低频为主的噪声对听力危害大，窄频带噪声比宽频带噪声危害大，脉冲噪声比持续噪声危害大。

　　（3）接触时间。接触噪声时间越长对人体危害越大。连续接触比间断接触对人体的影响大，间隔一定时间短暂脱离噪声接触有利于听觉疲劳的恢复和减轻危害程度。

（4）机体健康状况和个体敏感性。机体的健康状况和个体敏感性的差异与噪声是否对人体产生影响以及影响程度有关，如患有耳病或心血管系统、神经系统异常者，接触噪声容易引起损害。少数敏感性强的人噪声危害出现早、进展快、程度严重。

（5）个体防护。正确地使用个人防护用品，如戴耳机或耳罩等，有良好的保护作用，可以减轻噪声的不良影响。

（6）其他有害因素。生产环境中振动、高温、寒冷和毒物等因素同时存在时危害加重。

6.2.4 防止噪声危害的措施

噪声的控制应同时考虑声音的三要素即噪声源、传播介质和接收者，同时危害的预防还应结合职业健康检查。

（1）降低噪声源改革工艺过程的生产设备，减少冲击性工艺和高压气体排空工艺，以低噪声或无声设备代替产生强噪声的设备。

（2）控制噪声的传播改变噪声的传播途径，如采用吸音、隔音、音屏障、隔振等措施，合理规划设备放置位置等。

（3）采用合理的防护措施对受音者或受音器官采取防护措施，如合理使用防声耳塞、耳罩，限制噪声作业的工作时间等。

（4）卫生保健措施。上岗前进行职业健康检查，控制职业禁忌证患者从事噪声作业；在岗期间，对接触噪声作业的人员定期进行健康监护检查，严重者应调离作业岗位。

6.3 振动及其危害

振动是物体在外力作用下沿直线或弧线以中心位置为基准的往复运动。物体离中心位置的最大距离为振幅，单位为 m；单位时间（s）内振动的次数称为频率，单位为 Hz；单位时间内唯一的变化量称为速度，单位为 m/s；单位时间内速度的变化量称为加速度，单位为 m/s^2。各参量中，以加速度反映振动对人体作用的关系最密切。

6.3.1 生产性振动的分类

生产过程中的生产设备、工具产生的振动称为生产性振动。生产过程中经常接触的振动源有：（1）铆钉机、凿岩机、风铲、风钻等风动工具；（2）电钻、冲击钻、砂轮、电锤等电动工具；（3）蒸汽机车、内燃机车、汽车、飞机、摩托车等运输工具；（4）拖拉机、收割机、脱粒机等农业机械。根据振动对人体的影响可将生产性振动分为局部振动和全身振动。

生产中常见的职业性危害因素是局部振动。局部振动主要是手部接触振动工具、机械或加工部件，振动通过手臂传导至全身，频率范围在 20~1000Hz。局部振动作业主要是使用振动工具的各工种，如风动工具、电动工具、高速旋转工具等的作业。

全身振动是由振动源通过身体的支持部分（足部和臀部），将振动沿下肢或躯干传导至全身，频率范围在 1~20Hz。全身振动作业主要是振动机械的操作工，如钻井平台，振动筛操作台等上面的作业。

6.3.2　生产性振动的危害

局部振动病是长期使用振动工具而引起的以末梢循环障碍为主的疾病，也可累及肢体神经及运动功能，发病部位多在上肢末端，其典型表现为发作性白指。局部振动病患者多表现为神经衰弱综合征和手部症状。前者有头痛、头昏、失眠、心悸乏力、精神不集中、记忆力减退。后者以手指发麻、疼痛、发胀、发凉、手心多汗、遇冷后手指发白（雷诺氏综合征）为主，其次为手僵、手无力、手颤和关节肌肉疼痛，以致无法拿稳工具进行操作、无法拿住筷子吃饭，危害严重者易导致手臂振动病。

全身振动可以对整个系统产生影响，接触强烈全身振动的员工可能导致内脏器官的损伤或移位，周围神经和血管功能的改变，导致组织营养不良，使人出现前庭功能障碍，导致内耳调节平衡功能失调，出现脸色苍白、恶心、呕吐、头痛头晕、心率和血压降低等症状，还可造成腰椎损伤等运动系统的影响。同时，全身振动还会影响女性生理功能，主要表现为月经期延长、经血过多和痛经等。

6.3.3　影响振动对机体危害的因素

振动的频率、振幅和加速度是振动作用于人体的主要因素，寒冷是振动引起机体不良反应的重要外界条件之一，接振时间、接触时间及接振方式也很重要。

（1）振动本身的特性。

1）频率。人体能感受到的振动频率为 $1 \sim 1000Hz$，低频率（20Hz 以下）、大振幅的全身振动时主要影响前庭及内脏器官，局部受振时主要影响肌肉骨关节系统。高频率振动无论振幅大小，长期作用都会对末梢循环和神经系统产生有害影响。

2）振幅。在一定频率下，振幅越大，对机体的影响越大。大振幅、低频率的振动作用于前庭，并使内脏移位；高频率、低振幅的振动主要对组织内的神经末梢起作用。

3）加速度。振动加速度的大小和振动病症状的发生频率有密切关系，加速度越大，振动病症状的发生率越高。

（2）接振时间。接振时间越长对机体的不良影响越大。

（3）体位和操作方式。对全身受振的作业，立位时对垂直振动敏感，卧位时对水平振动敏感。如采用将胸、腹或下肢紧贴振动体，或用手紧握振动把手或直接接触振动的部件等操作方式，则受振动的影响更大。

（4）环境温度和噪声。寒冷和噪声均可促使振动病的发生。

（5）工具重量和被加工件的硬度。工具重量和被加工件的硬度均可增加作业负荷和静力紧张程度，加剧对人体的损伤。

6.3.4　振动危害的预防措施

在生产过程中接触振动的机会很多，但不一定都会得振动病，也就是说，生产性振动的危害是可以预防的。为维护作业人员身体健康，必须对振动危害加以控制，具体措施如下：

（1）改革工艺设备和方法。从生产工艺上控制或消除振动源是预防振动危害的最根本措施，如用油压机或水压机代替气锤，选用动平衡好、振动小的设备。

（2）控制振动的传播。在地板或设备上采取隔振措施，如橡胶减振层，复合式隔振装置。

（3）改善工作条件，限制振动强度和作业时间，如对工具的重量，振动的幅度、频率等进行限制；对操作人员，实行轮流作业制，使其能得到工间休息等。

（4）加强个人防护，注意保暖防振，如佩戴防振手套、铺设防振垫等。

（5）加强健康监护和日常卫生保健措施。对经常使用振动工具或在振动环境中工作的人员，定期进行体检，做好振动病的早期防治工作。

6.4 电磁辐射对健康的危害

6.4.1 电磁辐射

电磁辐射是指电磁波以波的形式在空间向四周辐射传播，具有波的一切特性，波长（λ）、频率（f）和传播速度（v）。人类生存的地球本身就是一个大磁场，它表面的热辐射和雷电都可产生电磁辐射，太阳及其他星球也从外层空间源源不断地产生电磁辐射。围绕在人类身边的天然磁场、太阳光、家用电器等都会发出强度不同的辐射。

按照辐射作用于物质时所产生的效应不同，人们将辐射分为电离辐射和非电离辐射。当量子能量达到12eV以上时，对物体和人体组织有电离作用，这种电磁波称为电离辐射。电离辐射具有波长短（小于100nm）、频率高、能量高的特点，如 X 射线、γ 射线。当量子能量小于12eV，对物质无电离作用的电磁辐射称为非电离辐射，如红外线、高频电磁场和微波等。

6.4.2 电磁辐射对人体健康的危害

电磁辐射已被世界卫生组织列为继水污染、大气污染、噪声污染之后，当今人们生活中的第四大污染，成为危害人类健康的隐形"杀手"。长期而过量的电磁辐射会对人体生殖、神经和免疫等系统造成伤害，诱导皮肤病、心血管疾病、糖尿病甚至癌突变的发生。具体对人体的作用如下：

（1）热效应。人体70%以上是水，水分子受到一定强度电磁辐射后互相摩擦，引起机体升温，从而影响体内器官的工作温度。

（2）非热效应。人体的器官和组织都存在微弱的电磁场，它们是稳定和有序的，一旦外界电磁场的干扰强度过大，处于平衡状态的微弱电磁场将有可能受到影响甚至破坏。

（3）累积效应。热效应和非热效应作用于人体后，当对人体的影响尚未来得及自我恢复之前，若再次受到过量电磁波辐射的长期影响，其影响程度就会发生累积，久而久之会形成永久性累积影响。

6.5 电离辐射对健康的危害

6.5.1 电离辐射的分类及其来源

按照辐射的来源，电离辐射分为两类：天然辐射和人造辐射。地球诞生时，便存在的天然放射性核素，如铀-235、铀-238、钍-232 等，这种辐射称为天然辐射，包括食物及饮料中的各种天然存在的放射性核素。天然辐射源主要来自宇宙射线、宇宙放射性核素和原生放射性核素。人造辐射存在于医用设备、研究及教学机构、核反应堆及其辅助设施，如铀矿及核燃料厂，各种辐射来源所占比例见表 6-3。

表 6-3　各种辐射来源比例表

类别	比例	类别	比例
天然氡	43%	天然体内来源	18%
天然宇宙射线	14%	医疗	14%
天然体外来源	11%	核工业	0.25%

6.5.2　电离辐射的职业接触机会

随着原子能事业的发展，核工业、核设施也迅速发展，放射性核素和射线装置在工业、农业、医药健康和科学研究中已得到广泛应用，接触电离辐射的劳动者也日益增多。

（1）核工业系统。放射物质的开采、冶炼和加工，以及核反应堆的建立和运转。

（2）射线发生器的生产和使用。加速器、X 射线和 γ 射线的医用和工农业生产用辐射源。

（3）放射性元素生产和使用。核素化合物、药物的合成，以及在实验研究及诊疗上的应用。

（4）天然放射性核素伴生或共生矿的生产。磷肥、稀土矿、钨矿等开采和加工。

（5）医疗照射。

6.5.3　电离辐射常用物理量及单位

6.5.3.1　照射量

（1）定义。照射量是指电离辐射在单位质量空气中释放出来的所有次级电子完全被空气阻止时，在空气中形成的任何一种符号离子的总电荷量的绝对值，它是根据电离辐射对空气电离本领的大小来度量 X 射线的物理量。

（2）表达式。

$$X = \frac{dQ}{dm}$$

式中，dQ 为在质量为 dm 的一个体积元的空气中，当光子产生的全部电子均被阻止于空气中时，在空气中所形成的任一种符号的离子总电荷量的绝对值。

（3）与能量注量的关系。

$$X = \psi(\mu_{en}/\rho) \cdot e/w$$

式中，e 为每一离子的电荷；w 为空气中每形成一个离子对所消耗的平均能量；μ_{en}/ρ 为空气对给定能量的光子的质能吸收系数。

（4）单位。SI 单位：库仑/千克（C/kg）。沿用单位：伦琴（R）。标准状况下：$1C/kg = 3.877 \times 10^{-3}R$。

6.5.3.2 照射量率

照射量率指的是单位时间内照射量的增量，表达式为 $X = \dfrac{\mathrm{d}x}{\mathrm{d}t}$。SI 单位：C/（kg · s）。沿用单位：R/s。

6.5.3.3 吸收剂量

（1）定义。任何电离辐射，授予质量 dm 的物质的平均能量 d$\bar{\varepsilon}$ 除以 dm 所得的商，用来表示被照射介质吸收辐射能量程度的大小。

（2）表达式。

$$D = \frac{\mathrm{d}\varepsilon}{\mathrm{d}m}$$

（3）单位。SI 单位：J/kg。专用名称：戈瑞（Gy），1Gy = 1J/kg。沿用单位：拉德（rad）。换算：1rad = 10^{-2}Gy。

（4）与能量注量的关系。

$$D = \psi(\mu_{\mathrm{en}}/\rho)$$

吸收剂量适用于任何类型和任何能量的电离辐射，但在同样辐射条件下，不同物质吸收辐射能量的本领是不一样的，因此在使用吸收剂量的概念时，应注明辐射类型、受照射的介质种类和特定位置。

6.5.3.4 吸收剂量率

（1）定义。单位时间内吸收剂量的增量。

（2）表达式。

$$D = \frac{\mathrm{d}D}{\mathrm{d}t}$$

（3）单位。SI 单位：J/（kg · s）。专用名称：Gy/s。沿用单位：rad/s。

6.5.3.5 剂量当量

（1）定义。防护上用来表示各种电离辐射对机体危害程度大小的辐射量。

（2）表达式。

$$H = DQN$$

式中，D 为某点的吸收剂量；Q 为品质因数；N 为修正因数。

（3）单位。SI 单位：J/kg。专有名词：希伏（Sv）。沿用名词：雷姆（rem）。换算：1rem = 10^{-2}J/kg = 10^{-2}Sv。

6.5.3.6 放射性活度

（1）定义。处于某一特定能态的放射性核在单位时间内的衰变数，表示放射性核的放射性强度。

（2）表达式。

$$A = \frac{\mathrm{d}N}{\mathrm{d}t}$$

（3）单位。SI 单位：s^{-1}。专有名词：贝克勒尔（Bq）。沿用单位：居里（Ci）。换算：1Ci = 3.7×10^{10}Bq。

6.5.4　电离辐射对机体的危害

电离辐射可以引起生物体内分子水平的变化特别是生物大分子的改变，如核酸、蛋白质（包括酶类）等，使其发生电离、激发或化学键的断裂等，从而造成生物大分子结构和性质的改变。这种作用发生最早，称之为直接作用。另外，细胞内外都含有大量的水分子，射线作用于水分子，引起其电离和激发，形成化学性质非常活泼的产物，如激发态的水分子、氢自由基、羟自由基水合电子等，它们又继而作用于生物大分子使其发生改变，这一系列作用被称为间接作用。上述作用的结果是细胞的损伤，特别是 DNA 的损伤。当一个器官或组织中有足够多的细胞因损伤而死亡或丧失分裂繁殖功能，就会发生确定性效应，如改变了结构与功能的躯体细胞仍能保持其繁殖能力，则可能在体内形成突变的细胞克隆，最终有可能致癌。当损伤发生在性腺生殖细胞，则可能将错误的遗传信息传递给后代而引起遗传效应。

电离辐射对人体的危害性极大，一般具有放射性的微尘极其细小且不易被察觉，因而在接触电离辐射的工作中，人们常会在不知不觉中被过量照射或吸入大量放射微尘，从而对人体健康造成危害，如引起放射性疾病。

（1）急性放射病。急性放射病是指人体在短时间内受到一次或多次大剂量（大于1Gy）电离辐射照射所引起的全身性疾病。外照射和内照射都可能发生急性放射病，但以外照射为主。外照射引起急性放射病的射线有 γ 线、中子和 X 射线等。急性放射病的症状有疲劳、头昏、失眠、皮肤发红、溃疡、出血、脱发、白血病、呕吐、腹泻等。有时还会增加癌症、畸变、遗传性病变发生率。一般来说，身体接受的辐射能量越多，其放射病症状越严重，致癌、致畸风险越大。

（2）慢性放射病。慢性放射病是指在较长时间内连续或间断受到超当量剂量限值的电离辐射作用，达到一定累积剂量后引起的多系统损害的全身性疾病，通常以造血组织损伤为主要表现。慢性放射病症状主要有疲乏无力、头晕头痛、睡眠障碍、记忆力减退与心悸等自主神经系统功能紊乱。病情严重的可导致牙龈渗血，皮肤、黏膜出血，部分男性患者性功能减退，女性患者出现月经失调、痛经、闭经等症状。

6.5.5　电离辐射防护措施

（1）控制辐射源的质和量。应用电离辐射的工作应在不影响效果的前提下，尽量减少辐射源的强度、能量和毒性，以减少受照剂量。

（2）外照射防护。使用开放型电离辐射源的工作，放射性核素常常以液体、气体、粉末或气溶胶状态进入周围环境，污染空气、设备、工作服或工作人员体表；使用封闭型电离辐射或射线装置进行工作，射线也可能由外部对人体照射，这称为外照射。外照射防护措施如下：

1）时间防护。因外照射的总剂量和受照时间成正比，在不影响工作的原则下，应尽量缩短受照时间。如果作业场所剂量率较大，可由数人轮流操作，以减少每个人的受照时间。

2）距离防护。点状放射源在周围空间所产生照射量与距离的平方成反比，在不影响工作的前提下应尽量远离放射源，以求获得降低受照剂量的防护效果。例如，使用长柄作业工具、机械手或遥控装置等。

3）屏蔽防护。在实际工作中，单靠时间和距离防护往往达不到防护目的。根据射线通过物质后可以被吸收和减弱的原理，在放射源和工作人员之间设置屏蔽，以减少受照剂量。根据射线种类不同，可选择不同性质的材料作屏蔽物。例如，防护 X、γ 射线可用铅、铁、水泥（混凝土）、砖和石头等；防护 β 射线可用铝、玻璃、有机玻璃等；防护中子可用石蜡和水等。

（3）内照射防护。使用开放型电离辐射源时，除了对工作人员造成外照射，还可能经过人的呼吸道、消化道、皮肤或伤口等进入体内，造成内照射。基本防护方法有围封隔离、除污保洁和个人防护等综合性防护措施，通称"内照射防护三要素"。

1）围封隔离防扩散。对于开放源及其工作场所必须采取层层封锁隔离的原则，把开放源控制在有限空间内，防止它向环境扩散。放射性工作场所要有明显的放射性标志，与非放射性场所区分开。对人员和物品的进出要进行监测。

2）除污保洁。操作开放型放射源，重要的是使工作场所容易除去污染，操作时控制污染，随时监测污染水平。为此，对室内装修提出特殊要求。例如，墙壁地面应光滑，地面台面应铺以易除污染的材料，如橡皮板、塑料板等，墙面刷油漆。应当制定严格的开放型工作的规章制度和操作规程，防止放射性核素泼洒、溅出和污染环境与人体。遇到放射性污染应及时监测，同时使用各种除污染剂（如肥皂、洗涤剂、柠檬酸等）洗消除污。

3）个人防护。使用开放型放射性核素应注意个人防护，使用个人防护用具（如口罩、手套、工作鞋和工作服等）；遵守个人防护规则，禁止一切能使放射线侵入人体的活动。例如，作业场所禁止饮水、进食、吸烟；杜绝用口吸取放射性液体等。

习题与思考题

6-1　什么是高温作业？按气候条件高温作业分为哪几类？对人体的健康有哪些影响？

6-2　噪声的定义是什么？按其来源可以分为哪几类？防止噪声危害的措施有哪些？

6-3　什么是生产性振动？按对人体的影响可将生产性振动分为哪两类？预防生产性振动的措施有哪些？

6-4　电磁辐射可分为哪几类？对人体的危害有哪些？

6-5　电离辐射有哪些职业接触机会？常用的物理量有哪些？

6-6　案例分析。

东莞欣鼎五金塑胶制品有限公司，是全球最大的户外家具制造商。2009 年，该公司欣鼎二厂打磨班 60 多名工人在多次要求厂方检查无果的情况下，自费去广东省职业病防治院进行检查，结果确认 33 名工人患有职业性手臂振动病（Hand-arm vibration disease，HAVD），一些工人肺部出现了小阴影。当他们拿着检查结果回到厂里，厂方的答复是：擅自不上班，每人罚款 90 元。

调查发现，车间环境很差，也没有什么防护措施，工人们天天握着打磨机，一天到晚手都在振动，加上车间粉尘太多，打磨班 60 多个工人几乎每个人都多少有些问题。此事发生后，省市两级卫生部门介入调查，要求厂方进行整改，对患有职业病的员工积极治疗。

（1）东莞欣鼎五金塑胶制品有限公司进行生产作业时违反了哪些规定？

（2）该公司员工在进行职业病诊断时应按照什么流程？

（3）职业性手臂振动病共分为哪几级？

（4）该公司对诊断出手臂振动病的员工应进行怎样的处理？

7 职业性有害因素的识别、监测与评价

职业性有害因素是否引发职业危害以及所致职业危害的性质和强度主要取决于职业性有害因素本身的理化特性以及其作用于机体的机会、方式、部位、时间和剂量等。通过职业环境监测、生物监测以及职业流行病学调查、实验研究等手段，对作业场所中职业性有害因素的存在情况、劳动者的接触情况及其接触后的效应进行详细调查，并进行定性及定量分析后，才能科学合理地识别、评价、预测其实际危害性质、程度及其作用条件，为采取有效控制措施，最大限度地降低职业性有害因素的不良作用提供科学依据。

7.1 职业性有害因素的识别

职业性有害因素识别是根据人群证据和实验数据，通过科学方法辨别和认定职业活动中可能对职业人群健康、安全和作业能力造成不良影响的因素或条件。职业性有害因素识别是职业卫生工作的基础，预防和控制作业场所中职业性有害因素的前提是对职业活动中存在的或可能存在的职业性有害因素进行识别。职业性有害因素识别包括两方面含义：一方面是对职业活动中的各种因素是否具有危险性的识别，发现、确定未知、新的职业性有害因素；另一方面是对职业活动中是否存在职业性有害因素的识别，辨别、找出已知、确认的职业性有害因素。

7.1.1 职业性有害因素识别的原理

识别和鉴定某一因素是否是职业性有害因素在于判定该因素是否在职业活动中对职业人群健康、安全和作业能力造成不良影响。职业接触该因素引发、加重、加速了职业危害的发展。职业性有害因素是因，健康损害是果，职业性有害因素与职业危害之联系，因而判定职业性有害因素的方法原理来自于流行病学研究的因果关系。

识别和筛选某一具体的职业环境中是否存在职业性有害因素并搞清其作用特点，其基本原理是利用事物内部或事物之间的规律性、相似性、相关性及系统性等基本特征，以系统观点为指导，认识事物之间联系的必然性，发现事物性质、运动变化规律之间的相似性，明确事物发展过程中各因素之间存在的依存关系和因果关系，利用事物运动和变化中的惯性，采用系统分析方法进行职业性有害因素的识别。事物的规律性是经验筛选职业性有害因素的基本前提，事物的相似性是进行类比推理的依据，事物变化的依存关系是工程分析的理论基础。通常以由生产装置、物料、人员等集合组成的系统为识别对象，找出系统中各要素之间的空间结构、排列顺序、时间顺序、数量关系、环境因素、工艺参数、信息传递、操作工艺及组织形式等相关关系，借鉴历史、同类情况的数据、典型案例等，推测评价职业危害状况，从而科学、准确、全面地将一个具体职业环境的各种职业性有害因素识别和筛选出来。

7.1.2 职业性有害因素识别的基本方法

7.1.2.1 未知职业性有害因素的识别和鉴定方法

判定某一因素是否为职业性有害因素的方法和依据有临床病例观察、实验研究和职业病学研究三个方面。

（1）临床病例观察。从职业人群的特定病例或一系列发病集丛中分析找出职业与疾病的联系，作为职业性有害因素识别和判定的起点和线索。最初接触和发现职业病的是临床医生，对职业相关疾病的细致观察和科学分析，是分析和探索职业性有害因素的传统方法。

（2）实验研究。从体内动物实验和体外测试（器官水平、细胞水平、分子水平）阳性结果中寻找线索，是识别和判定职业性有害因素的有效手段。但动物实验在模拟人接触职业性有害因素时，存在种属差异、样本数量不足、剂量推导差异以及接触方式、环境差别等局限性，在利用其结果外推及人时应持谨慎态度。

（3）职业流行病学研究。以职业人群为研究对象，运用有关流行病学的理论和方法研究职业性有害因素及其对健康影响在人群、时间及空间的分布，分析接触与职业性损害的因果关系，是识别和判定职业性有害因素最有力的证据。

7.1.2.2 已知职业性有害因素的识别和筛选方法

识别和筛选某一具体的职业环境中是否存在职业性有害因素并搞清其作用特点，应从了解、掌握职业活动全过程着手，查明各种因素存在的形式和强度，广泛查阅、检索有关的资料和信息，综合分析后做出判断。常用的有类比法、检查表法、工程分析法、经验法和检验、检测法等。在实际工作过程中，通常要根据实际情况综合运用。

（1）类比法。类比法是利用相同或相似作业条件工程的职业卫生调查结果，工作场所职业性有害因素检测、监测数据以及统计资料进行类推的识别方法。采用此法时，应重点关注识别对象与类比对象之间的相似性。主要考虑生产规模、生产工艺、生产设备、工程技术安全卫生防护设施、环境特征的相似性。

（2）检查表法。检查表法是针对工厂、车间、工段或装置、设备以及生产环境和劳动过程中产生的职业危害因素，事先将要检查的内容以提问方式编制成表，随后进行系统检查，识别可能存在职业性有害因素的方法。对于不同行业、不同工艺的项目需要编制不同内容的检查表。是一种基础、简单、应用广泛的识别方法。

（3）工程分析法。工程分析法是对生产工艺流程、生产设备布局、化学反应原理、所选原辅材料及其所含有毒杂质的名称、含量等进行分析，推测可能存在的职业危害因素的方法。在应用新技术、新工艺的建设项目，找不到类比对象与类比资料时，通常利用工程分析法来识别职业危害因素。

（4）经验法。经验法是依据识别人员实际工作经验和掌握的相关专业知识，借助自身职业卫生工作经验和判断能力对工作场所可能存在的职业危害因素进行识别的方法。该方法主要适用于一些传统行业中采用成熟工艺的工作场所的识别。优点是简便易行。

（5）检验、检测法。检验、检测法是对工作场所可能存在的职业危害因素进行现场采样，通过仪器设备进行测定分析的方法。有利于职业性有害因素的定量识别。

此外还可结合工作需要采用理论推算法、文献检索、专家论证等方法进行识别。

7.2　职业性有害因素的环境监测

作业环境监测是对职业人群作业环境进行有计划的、系统的监测与分析，掌握作业环境中职业病危害因素的性质、浓（强）度及其在时间、空间的分布及消长规律。按照《职业病防治法》（2016）要求，企业应该根据工作规范，定时地监测作业环境中有毒有害因素。通过作业环境监测，既可以评价作业环境的卫生质量，判断是否符合职业卫生标准要求，也可以估计在此作业环境下劳动的工人的接触水平，为研究接触−反应或效应关系提供基础数据，进而确认安全的接触限值，还可鉴定预防措施效果，监督检查有关职业卫生和劳动保护法规的贯彻执行情况，为控制职业病危害因素及制定、修订卫生标准提供依据。

7.2.1　职业性有害因素环境监测的目的和作用

作业环境监测是由具有环境监测资质的职业卫生监督管理机构按照有关的法律、法规和技术规定、程序的要求，运用科学的、先进的技术方法，对代表作业环境质量及其发展变化趋势的各种环境要素进行间断地或连续地监视、测试和解释的科学活动。作业环境监测的目的就是及时、准确、全面地反映环境质量的现状、发展趋势和变化原因，为作业环境管理和决策提供科学依据。其作用主要表现在以下几个方面：

（1）掌握生产环境中危害因素的性质、强度或浓度，及其时间和空间的分布情况。

（2）估计人体的接触水平，为研究接触水平与健康状况的关系提供基础数据。

（3）检查生产环境的卫生质量，评价劳动条件是否符合卫生标准的要求。

（4）监督有关劳动卫生和劳动保护法规的贯彻执行情况，评价劳动条件防治措施效果。

（5）为控制危害因素及制订、修订卫生标准和工作计划提供依据。

7.2.2　监测的要求与规范

7.2.2.1　监测对象的选择

根据职业性有害因素的存在特点，应深入现场调查，确定主要监测对象，拟定监测方案。因为职业有害因素的多样性，确定合适的监测对象对接触评定来说非常重要。因此确定监测对象时应考虑如下信息：

（1）企业领导、生产工艺（工程）技术人员和工人的反映。

（2）医务人员的临床观察，应特别注意临床表现与接触有害因素的时间顺序。

（3）毒理学资料。通过查阅毒理学资料，了解毒性大小、毒作用特点等，以确定重点监测对象，如危害性较大的农药和某些重金属、有机化合物等，应重点监测。

（4）流行病学调查资料。如调查表明存在接触水平−反应（或效应）关系，则应着手建立监测体系，拟定监测方案，包括确定监测地点、监测时间、监测周期及监测记录表。

暴露在有毒物质中，可以对健康产生急性的和慢性的影响。应该根据暴露毒害物质的种类，采用相应的测试方法。由于作业现场的特点和作业环境的千差万别，职业卫生研究者又有不同的分析与评估需要，所以测试类型可分为长周期测试、连续测量和快速测量。

长周期测试评估个人在给定时间间隔内的平均暴露情况；连续测量能够探测可以造成急性暴露的高浓度有害物质的短期暴露情况；而如果已知确切的暴露时间点，且在此时进行测量，则可使用快速测试来测量急性危害。如果进行了一系列从统计来说有重要作用的测量，则可对慢性危害进行评价。

7.2.2.2 对作业环境监测人员、仪器的要求

为保证作业环境监测的质量，要求作业环境监测人员具备扎实的环境监测基础理论和专业知识；正确熟练地掌握环境监测中操作技术和质量控制程序；熟知有关环境监测管理的法规、标准和规定；学习和了解国内外环境监测新技术，新方法。为保证监测数据的准确可靠，达到在全国范围内的统一可比，必须执行计量法，对所用计量分析仪器进行计量检定，经检定合格，方准使用。应按计量法规定，定期送法定计量检定机构进行检定，合格方可使用。非强制检定的计量器具，可自行依法检定，或送有授权对社会开展量值传递工作资质的计量检定机构进行检定，合格方可使用。计量器具在日常使用过程中的校验和维护。如天平的零点，灵敏性和示值变动性；分光光度计的波长准确性、灵敏度和比色皿成套性；酸碱度计的示值总误差以及仪器调节性误差，应参照有关计量检定规程定期校验。新购置的玻璃量器，在使用前，首先对其密合性、容量允许差、流出时间等指标进行检定，合格方可使用。

针对不同作业环境领域的环境检测，我国制定了一系列多领域的技术规范。比如GB 3095—2012《环境空气质量标准》、HJ/T 397—2007《固定源废气监测技术规范》、HJ/T 167—2016《室内环境空气质量监测技术规范》、GBZ/T 189—2007《工作场所物理因素测量》等。具体的采样布点、采样方法及检测要求与规范请参考这些国家标准。

7.2.3 作业环境监测的基本特点

作业环境监测不仅是一种综合技术，而且是作业环境管理的重要基础手段之一，它不仅属于技术的范畴，还是一种政府行为。作业环境监测具有以下主要特点：

（1）种类多。生产环境中的职业危害因素的种类很多，而且在同一生产环境中可能有多种因素同时存在，如电焊作业环境存在锰尘、锰烟、紫外线等多种有害因素。

（2）状态复杂。危害因素在生产环境空气中存在的状态相当复杂。总起来说有固体、液体、气体和气溶胶四大类，而且有些有害因素存在的状态是可以互相转化的，如苯、汞等物质在常温下是液体，但因其挥发性很强，故在空气中均以蒸气的形式存在。

（3）变化多样性。各种危害因素的浓度（强度），在时间、空间的分布常有变动，主要取决于生产过程、操作方式及外界环境条件等，如粉尘作业，其湿式操作要比干式操作危害小得多。

（4）间断性。劳动者接触职业危害因素，一般只是在工作的时间内接触，下班后脱离了生产环境（换上洁净的服装）即不接触，即使在一个工作日内，也并非都是连续不断地接触危害因素。

（5）间接性。有些工人虽然本人不直接接触某种危害因素，但因在同一车间内或邻近地点劳动，也可能受到一定的影响。

（6）公正性与严肃性。作业环境监测结果是管理和决策的重要依据。因此，作业环境监测必须具有公正性，必须按照有关的技术规范、规定和标准进行操作。同时作业环境监

测数据具有法律严肃性，任何个人或单位不得编造监测数据，否则要承担法律责任。

7.2.4　职业性有害因素环境监测的内容

7.2.4.1　作业环境空气中有害物质的监测

（1）生产性毒物。生产性化学毒物可引起急、慢性职业中毒。作业人员可能接触到的生产性毒物类型很多，取决于实际生产条件。常见的生产性毒物有：氮氧化物、硫化氢、一氧化碳等窒息性气体；氟、氯、溴、二氧化硫等刺激性气体。

（2）生产性粉尘。硅尘、煤尘、有机粉尘等。作业人员长期在超过国家规定的最高容许浓度条件下作业，加上其他因素的影响，就有可能发生尘肺病。粉尘中的主要危害化学因素为游离二氧化硅、硅酸盐等。

7.2.4.2　作业环境物理因素监测

（1）不良的气象条件。生产场所的气温、气湿气流及热辐射构成了生产环境的气象条件。在强烈热辐射、高气温、气湿等不良气象条件下作业，可能引起中暑。而在寒冷气候条件下工作，不仅可引起冻伤，还可增高感冒、气管炎和心血管病等的发病率。

（2）噪声和振动。在生产过程中，噪声和振动通常同时存在。噪声对人体的危害是多方面的，主要是损害听觉，可引起噪声聋。振动也影响人体健康，可以引起振动病，振动的频率和振幅大小是决定振动对人身健康危害大小的主要因素。噪声和振动还可引起中枢和自主神经系统机能紊乱，主要表现为头痛、头晕、失眠、注意力分散、反应迟钝等神经衰弱症状，常影响人们的工作能力和工作效率。

7.2.5　作业环境空气中有害物质的测定

7.2.5.1　采样要求

对室内空气有害物质的采样，应满足工作场所有害物质职业接触限值对采样的要求，满足职业卫生评价对采样的要求，满足工作场所环境条件对采样的要求。在采样的同时应作对照试验，即将空气收集器带至采样点，除不连接空气采样器采集空气样品外，其余操作同样品，作为样品的空白对照。采样时应避免有害物质直接飞溅入空气收集器内；空气收集器的进气口应避免被衣物等阻隔。用无泵型采样器采样时应避免风扇等直吹。在易燃、易爆工作场所采样时，应采用防爆型空气采样器。采样过程中应保持采样流量稳定。长时间采样时应记录采样前后的流量，计算时用流量均值。工作场所空气样品的采样体积，在采样点温度低于5℃和高于35℃、大气压低于98.8kPa和高于103.4kPa时，应将采样体积换算成标准采样体积。在样品的采集、运输和保存的过程中，应注意防止样品的污染。采样时，采样人员应注意个体防护，在专用的采样记录表上，边采样边记录。

室内空气的采样方式分为个体采样、定点区域采样两种。

（1）个体采样。个体采样是将样品采集头置于作业者呼吸带内，通常采样仪直接佩戴在作业者身上。采样系统与作业者一起移动，能较好地反映作业者实际接触水平，不适合于采集空气中浓度非常低的化学物。

（2）定点区域采样：定点区域采样是将采样仪固定在车间某一区域。定点区域采样常用于评价作业环境质量。

通常监测点应设在有代表性的作业者接触有害物地点，尽可能靠近作业者，又不影响作业者的正常操作，在监测点上设置的采集头应在作业者工作时的呼吸带，一般情况下距地面 1.5m。

7.2.5.2 测定方式

（1）全天连续一个样品测量：最好的采样方式是个体采样。

（2）全天连续多个样品测量：在一天内采集多个样品，每一样品的采样时间不一定相同，但采样时间总和应等于作业者 1 天工作时间。

（3）部分时间连续多个样品测量、瞬（短）时多个样品测量：每一样品采样时间都在 5min 以内。

7.2.5.3 不同状态样品的采集

A 采集气体和蒸汽

（1）主动采集，通过动力系统，主动收集一定量空气样，富集其中污染物。

（2）被动采集，利用被动式采集仪，通过扩散或渗透，吸附有害物。

（3）用可与待测物起化学反应的液体吸收，用颜色反应检测物的量。

（4）用真空袋或真空容器采集，用于无需采集许多空气样品的无机气体，非活性气体等。

（5）用直读式检测仪，直接检测空气中特定的有害物。

B 采集空气中颗粒性物质（通常用滤膜）

滤膜的种类包括纤维状滤纸（膜）、定量滤纸、玻璃纤维滤纸、过氯乙烯滤膜、筛孔状滤膜、微孔滤膜、聚氨酯泡沫塑料等。

7.2.5.4 空气样品的处理和测定

空气样品的处理方法应根据样品的性质进行选择，并满足测定方法的需要，尽量简化操作步骤和减少试剂用量，并优先选用低毒或无毒试剂。滤料样品优先选择洗脱法，也可采用微波消解或酸解等法。固体吸附剂样品优先选择溶剂解吸法，也可采用热解吸法等。空气样品的测定方法应满足职业接触限制对检测的要求。一般，最低检出浓度应不超过容许浓度，最好不超过 1/2 容许浓度。标准曲线的测定范围最好不超过 5~8 倍容许浓度。在检测方法上，金属及其化合物优先选择原子光谱法，有机化合物优先选择气相色谱法或高效液相色谱法，非金属无机化合物优先选择离子色谱法、原子荧光法或气相色谱法等。当采用直读式空气监测器时，应满足职业接触限制对检测的要求。

7.2.5.5 资料的整理与检测报告

资料调研、采样方法、样品处理方法、测定方法和方法的性能指标等试验都要有完整的原始记录，并可回溯。对于检验结果的整理分析应符合统计学的要求并正确使用法定计量单位。非标方法的运用应该使用参考标准或有证标准物质进行校准、与其他不同方法所得结果进行比较、通过实验室间比对和能力验证对方法的适宜性进行评价，确定自行制定的方法是否满足检测质量的要求。确认通常要确定参数包括精密度、偏差、线性、检出限、稳健性、选择性、特定性等。

应该在规定时间内根据现场检测结果和实验室检验结果，及时出具"检测报告书"。职业病危害因素检测报告档案应该包括下列内容：委托协议书和检测接受通知书、"检测报告书"（存档件）、现场调查记录、现场检测计划或检测清单、原始检测记录单、样品送检交接单、检验数据和结果记录单、毒物分析记录表和（或）粉尘分析记录表、物理因素分析记录表、其他相关资料。

7.2.6　作业环境物理因素的测定

工作环境中，与劳动者健康密切相关的物理性因素包括气象条件，如气温、气湿、气流、气压、噪声和振动等。物理性有害因素的测量，不同于化学性有害因素，必须使用特别的仪器，根据其有害因素的特点进行测量。

7.2.6.1　气象条件的测定

A　气温的测定

（1）玻璃液体温度计法。玻璃液体温度计是由容纳温度计液体的薄壁温包和一根与温包相适应的玻璃细管组成，温包和细管系统是密封的。玻璃液体温度计的工作取决于液体的膨胀系数（因为液体的膨胀系数大于玻璃温包的膨胀系数）。玻璃液体温度计的刻度最小分值不大于 $0.2℃$，测量精度 $±0.5℃$。玻璃液体温度计的技术要求和质量试验方法及检验规则应符合有关国家规范的要求。

（2）数显式温度计法。该类温度计感温部分采用 PN 结、热敏电阻、热电偶、铂电阻等温度传感器，传感器随温度变化产生的电信号，经放大和 AD 转换器后，由显示器显示。其最小分辨率可达 $0.1℃$，测量范围一般为 $-40～+90℃$，测量精度优于 $±0.5℃$。

B　气湿的测定

（1）通风干湿表法。这是将两支完全相同的水银温度计同时装入金属套管中，测定干、湿球温度计的温度后，计算出空气湿度的测定方法。测定设备有机械通风干湿表和电动通风干湿表两种。

（2）电湿度计法。该类温度计所采用的传感器有氯化锂电阻式、氯化锂露点式、高分子薄膜电容式等。由于环境湿度的变化引起这些传感器的特性变化，产生的电信号经处理后，在仪器上可直接显示空气的湿度。如高分子聚合物薄膜感湿电容，环境空气中的水蒸气穿透上层电极与聚合物薄膜接触，吸湿量的大小取决于环境的相对湿度，薄膜吸收水分改变了探头的电容，从而通过相应电信号获得读数。

测量仪器有氯化锂露点湿度计、高分子薄膜电容湿度计等。

C　气流的测定

（1）热球式电风速计法。热球式电风速计由探头和测量仪表组成，探头装有热电偶和加热丝圈。热电偶的冷端连接在磷铜质的支柱上，直接暴露在气流中。当一定大小的电流通过加热圈后，玻璃球被加热温度升高的程度与风速呈现负相关，引起探头电流或电压的变化，然后由仪器显示出来。它又有指针式和数显式两类热球电风速计供选用。

（2）转杯式风速表法。该法采用三杯式风速传感器，通过光电控制、数据处理，再送 $3×1/2×A/D$ 显示器显示。其数字风速表的启动风速不大于 $0.7m/s$，测量精度不大于 $±(0.5+0.05)$ V。

无论采用哪种风速计，使用前应注意对其进行校正。

D　热辐射的测定

（1）辐射热计法。该法的原理是利用黑色平面几乎能全部吸收辐射热，而白色平面几乎不吸收辐射热的性质，将它们放在一起，在辐射热的照射下，黑色平面温度升高而与白色平面造成温差，经黑白平面之后的热电偶组成的热电场产生电动势，此电动势经放大和A/D 转换后，通过显示器显示出辐射热强度。

（2）黑球温度计法。环境中的辐射热被表面涂黑的铜球吸收，使铜球内气温升高，用温度计测量铜球内的气温，同时测量空气温度、风速。由于铜球内气温与环境空气温度、风速和环境中辐射热的强度有关，可以根据铜球内的气温、空气温度、风速计算出环境的平均辐射温度。其所需仪器有：1）黑色铜球，其直径 150mm，厚 0.5mm，表面涂无光黑漆或墨汁，上部开孔，用带孔软木塞塞紧；2）温度计，其刻度最小分度值不大于 0.2℃，测量精度±0.5℃，测量范围为 0~200℃；3）风速计；4）悬挂支架等。

　　E　WBGT 指数的测定

　　WBGT 指数是用来评价高温车间气象条件环境用的。此法可方便地应用在工业环境中，以评价环境的热强度。它是用来评价在整个工作周期中人体所受的热强度，而不适宜于评价短时间内或热舒适区附近的热强度。WBGT 指数仪由温度传感器和测量指示仪表两部分组成，其中传感器包括自然湿球、黑球和干球温度传感器。湿球温度、黑球温度、干球温度的测量，都是使用铂电阻作为测温敏感元件，这三路变化电压信号再分别被送到各自的信号调理电路上直接送到显示器显示各自温度。也可按比例送到加法器，将信号再调理后，由显示器显示出 WBGT 指数。当采用上述三种温度传感器测得各自对应的湿球温度、黑球温度和干球温度后，按以下两种情况分别计算该测点的 WBCT 指数。

　　（1）当室内和室外无太阳辐射热时，WBGT＝自然湿球温度（℃）×0.7+黑球温度（℃）×0.3。

　　（2）当室外有太阳辐射热时，WBGT＝ 自然湿球温度（℃）×0.7+黑球温度（℃）×0.2+干球温度（℃）×0.1。

　　WBGT 指数的现场测试与计算方法如下：

　　（1）测量时间。常年从事接触高温作业的工种，应以最热季节测量值为分级依据。季节性或不定期接触高温作业的工种，应以季节内最热月测量值为分级依据。在一个工作日内应测量三次，即工作后 9：00~10：00、13：00~14：00 和 16：00~17：00，连测 3d 取平均值，同一测点连测三次，取平均值。

　　（2）测量地点及位置。选择作业人员经常操作、停留或临时休息处，一般测量高度立位作业为 1.5m 高，坐位作业为 1.1m 高。如作业人员实际受热不均匀，应测踝部、腹和头部。此时立位时测量点离地高度分别为 0.1m、1.1m 和 1.7m，坐位时测量点离地高度分别为 0.1m、0.6m 和 1.1m。然后按下式计算 WBGT 指数的平均值：

$$WBGT=\frac{WBGT（头）+2×WBGT（腹）+WBGT（踝）}{4}$$

测得 WBGT 指数再结合接触高温的作业时间，可进行高温作业分级。

　　7.2.6.2　噪声的测定

　　根据物理学的观点，各种不同频率不同强度的声音杂乱地无规律地组合，波形呈无规则变化的声音称为噪声，如机器的轰鸣等。从生理学的观点来看，凡是使人厌倦的、不需要的声音都是噪声。比如对于正在睡觉或学习和思考问题的人来说，即使是音乐，也会使人感到厌烦而成为噪声。

　　生产性噪声是指在生产过程中产生的噪声。按噪声的时间分布分为连续声和间断声。声级波动小于 3dB（A）的噪声为稳态噪声，如一般环境噪声、高速空调噪声、电锯、机床运转噪声等；声级波动大于等于 3dB（A）的噪声为非稳态噪声，如道路噪声、火车通过的噪声、锻造机械的噪声、铆枪的噪声等。持续时间不超过 0.5s，间隔时间小于 1s，声压有效值变化大于等于 40dB（A）的噪声为脉冲噪声，如锻锤、冲压、射击等。

　　生产性噪声一般声级比较高，且多为中高频噪声，常与振动等不良因素联合作用于人体，使其危害更大。我国的国家标准将噪声作业定义为存在有损听力、有害健康或有其他危害的声音，且 8h/d 或 40h/w 噪声暴露等效声级大于等于 80dB（A）的作业。

　　工作场所噪声监测首先应进行工作场所现场调查，内容包括工作场所的面积、空间、工艺区划、噪声设备布局等，绘制略图；工作流程的划分、各生产程序的噪声特征、变化规律等；预测量，判定噪声是否稳态、分布是否均匀；工作人员的数量、工作路线、工作方式、停留时间及防护设施。布点原则如下。

　　（1）点数。工作场所声场分布均匀时（测量范围内 A 声级差别。小于 3dB（A）），选 3 个测点取均值；工作场所声场分布不均匀时，划分声级区，同一声级区内声级差小于 3dB（A），每区选 2 个测点，取均值；劳动者工作是流动的，在流动范围内，对工作地点分别进行测量，计算等效声级。个体噪声采样，按每 3~5 名劳动者取 2 名、6~10 名劳动者取 3 名、多于 10 名劳动者取 4 名对象的原则进行。另外，工作过程中凡接触者均列为抽样对象范围，具体抽样对象中应包括不同岗、接触危害最高、时间最长者。

　　（2）测量高度。测量高度为劳动者工作时的耳部，站姿者为 1.5m、坐姿者为 1.1m。

　　（3）测定条件。测量时，应根据仪器校正要求对测量仪器校正，积分声级计或个人噪声剂量计设置为 A 计权、"S（慢）"档，取值为声级 L_{PA} 或等效声级 L_{Aeq}，脉冲噪声的测量使用 "Peak（峰值）"档。在正常工作条件下将传声器指向声源，固定仪器测量，无法固定时，手持声级计，保持测试者与传声器间距大于 0.5m。

　　1）稳态噪声。每个测点测 3 次取均值。

　　2）非稳态噪声。根据声级变化（波动）确定时间段，测各时间段的等效声级，记录各段持续时间。

　　3）脉冲噪声。用积分声级计测脉冲噪声峰值和工作日内脉冲次数。

　　操作时，注意个人防护，做现场写实记录。

　　（4）声级计算。等效声级

$$L_{Aeq,\ T} = 10\lg\left(\frac{1}{T}\sum_{i=1}^{n} T_i 10^{0.1 L_{Aeq,\ T_i}}\right)$$

式中，L_{Aeq} 为全天等效声级，dB（A）；L_{Aeq,T_i} 为时间段 T_i 内等效连续 A 计权声压级，dB（A）；T 为时间段的总时间，h；T_i 为 i 时间段的时间，h；n 为总时间段的个数。

　　8h 等效声级

$$L_{EX,\ 8h} = L_{Aeq,\ T_e} + 10 \times \lg\left(\frac{T_e}{T_0}\right)$$

式中，$L_{EX,8h}$ 为一天实际工作时间内接触噪声强度规格化到工作 8h 的等效声级，dB（A）；L_{Aeq,T_e} 为实际工作日的等效声级，dB（A）；T_e 为实际工作日的工作时间，h；T_0 为标准工作日的时间，8h。

每周 40h 等效声级

$$L_{EX, w} = 10\lg\left(\frac{1}{5}\sum_{i=1}^{n}10_i^{0.1(L_{EX, 8h})i}\right)$$

式中，$L_{EX,w}$ 为每周平均接触噪声值，dB(A)；$L_{EX,8h}$ 为一天实际工作时间内接触噪声强度规格化到工作 8h 的等效声级，dB(A)；n 为每周实际工作天数。

7.2.6.3 振动的测定

作业环境中的振动包括手传振动、全身振动等。手传振动又称手臂振动或局部振动，指生产中使用振动工具或接触受振动工件时，直接作用或传递到人手臂的机械振动或冲击。全身振动指人体足部或臀部接触并通过下肢或躯干传导到全身的振动。

A 振动的测量指标

（1）加速度。振动的位移、速度和加速度都可表达为频率与时间乘积的余弦因数，其值随时间周期性变化。通常采用振动加速度的有效值来表示振动的强弱，单位为 m/s²，也经常用 g 作单位，$g=9.81\text{m/s}^2$，这是描述振动源基本的物理量。

（2）振动频率。振动物体在单位时间内的振动次数，常用符号 f 表示，频率的单位为次/s，又称 Hz。振动频率表示物体振动的快慢，在振动的致病作用中，频率起重要作用。大振幅低频率（20Hz 以下）的振动，主要作用于前庭器官，并使内脏发生位移；小振幅，高频率的振动，主要对中枢神经及各种组织内神经末梢发生作用。

B 测量仪器

采用设有计权网络的手传振动专用测量仪，直接读取计权加速度或计权加速度级。测量仪器覆盖的频率范围至少为 5～1500Hz，其频率响应特性允许误差在 10～800Hz 范围内为±1dB，4～10Hz 及 800～2000Hz 范围内为±2dB。振动传感器选用压电式或电荷式加速度计，其横向灵敏度应小于 10%。指示器应能读取振动加速度或加速度级的均方根值。

C 测量方法

生产性振动的测量有电测振动法和机械测振法。此外，还有激光测振法。电测振法是将振动的机械能经换能器变为电能以推算振动强度的方法。必要时可测定频率和加速度以及位移和速度。现场测量多用电测振法。机械测振法用的机械式测振仪由传感装置、记录装置、计时装置和动力装置组成，由记录笔将振动波记录在记录纸上。测量时，将传振杆接触在被测部位，开启仪器，将振动的振幅和频率记录下来。

（1）局部振动测量。局部振动也称手传振动，生产中使用手持振动工具或接触受振工件时，直接作用或传递到人的手臂系统的机械振动或冲击便属于这一类振动。振动测量中的日接振时间是指工作日中使用手持振动工具或接触受振工件的累计接振时间，其单位为 h/d。频率计权振动加速度（a_{hw}）是指按不同频率振动的人体生理效应规律计权后的振动加速度。如果振动测试仪器有计权网络部分（如 ZDJ-1 型人体振动计），可直接读取频率计权加速度有效值。没有计权网络部分的仪器需分别测量各频带的加速度，再按下式计算频率计权加速度有效值：

$$a_{hw} = \sqrt{\sum_{i=1}^{n}(K_i a_{hi})^2}$$

式中，a_{hw} 为手传振动频率计权加速度有效值，m/s²；n 为频带数；K_i 为第 i 频带的计权系数；a_{hi} 为第 i 频带加速度有效值，m/s^2。

4h 等能量频率计权振动加速度，是指在日接振时间不足或超过 4h 时，要将其换算为相当于接振 4h 的频率计权振动加速度值。其计算式为：

$$a_{hw}(4) = \sqrt{\frac{T}{4}}\, a_{hw}(T)$$

式中，$a_{hw}(4)$ 为 4h 等能量频率计权加速度有效值，m/s^2；T 为日接振时间，h；$a_{hw}(T)$ 为日接振时间 T 内的欲换算的值，m/s^2。

振动的卫生标准限值规定，使用振动工具或工件的作业，工具手柄或工件的 4h 等能量频率计权振动加速度不得超过 $5m/s^2$。

（2）全身振动测量。对全身振动的测量，首先应注意振动的特点。对直线振动，测心脏位置振动方向上的振动加速度。测量点要尽可能选取振动传给人体的部位。要按振动历程了解工人实际接触振动的时间。三轴方向振动同时存在时，要分别测定，记录有效值，即均方根值。

目前，振动测量仪器主要有 ZDJ-1 型人体振动计和精密声级计测振系统两种仪器。前者由我国自行研制，携带方便，适于在现场应用，可直接读取计权加速度或计权加速度级。适用的振动频率测量范围为 0.3~10000Hz。仪器内设有能反映人体对振动感觉特性的频率计权网络，可读取三个轴向的频率计权振动加速度有效值。后者需要利用精密声级计（如国产 ND2 型精密声级计、丹麦 BK 公司 2209 型声级计）配备加速度计、积分器、倍频程滤波器组成测振系统进行测量。

7.3　职业人群的生物监测

7.3.1　生物监测概念

生物监测是职业性有害因素评价的重要组成部分，与环境监测相辅相成、互为补充，全面进行对职业性有害因素的评价。

生物监测是指"定期（有计划）地检测人体生物材料中毒物和（或）其代谢物的含量或由其所致的生物效应水平，并与参比值（标准）进行比较，以评价人体接触毒物的程度及可能的健康影响"。在这里应强调的是生物监测必须定期、系统而连续地进行。其检测内容不仅是生物材料中毒物和（或）其代谢产物的含量，且应包括由其所致的生物效应水平。监测的目的是了解毒物进入机体的相对量及其生物效应剂量，并作出评价，为控制和降低人体接触水平，为预防职业危害提供依据。

7.3.2　生物监测特点

（1）反映不同途径（消化道、呼吸道、皮肤）和来源（食物、空气、水，职业与非职业的）的总的接触量，而环境监测只能反映环境中通过呼吸道进入集体的量。

（2）可以直接检测引起健康损害作用的内接触剂量或内负荷，与保护职业人群健康关系更为密切。

（3）综合了个体接触毒物的差异因素和毒物的典型动力学过程及其变异性。

（4）通过易感性指标的监测，可以早发现确定易感人群。

（5）一般花费较少，可较早地检出对健康可能的损害，为及时采取预防措施提供依据。

7.3.3 生物监测类别

生物监测按照毒物对机体的作用及其在体内的转归可分成三类，各类之间具有相关性，但各有其特点。

（1）生物材料中化学物及其代谢产物或呼出气中毒物含量的测定。生物材料通常用的是尿和血，部分用呼出气，也可分析粪、脂肪组织、乳汁、头发、指甲或唾液等各种生物材料。此时可采用直接测定化学物原形或其代谢产物的相对特异的指标或某些非特异指标的方法来进行。

（2）生物效应指标的测定。生物效应指标的测定大部分是非特异性，并以生化反应为主。这类指标的建立往往需要对该毒物的毒理学基础知识有所认识，特别是对中毒机制的认识。近年来，反映 DNA 受损的测定，已在生物监测实践中应用，收到了良好的效果。

（3）活性化学物与靶分子相互作用所得产物量的测定。用直接或间接方法测定、评估毒物与作用部位相互作用的量。此类试验在评价职业危害中均比上述两类都精确。如碳氧血红蛋白已在职业医学中长期使用，我国已制定了其职业接触生物限值。生物监测属于接触评定的范畴，有时也用于接触-效应评定。它首先要在现场调查的基础上制定严密的监测计划，包括监测项目和指标的选择、采样的策略、样品分析、结果评价等。其中生物监测项目和指标的选择是首要的是监测指标应既具有特异性，又要有较好的敏感性，并具有良好的剂量-效应关系。监测结果的评价要以"职业接触生物限值"为标准，将观察结果的分布情况与其相对照作出相应的评价。我国目前已颁布的六项职业接触生物限值及相应监测指标见表7-1。

表 7-1 我国已颁布的职业接触生物限值及相应监测指标

接触化学物质	生物监测指标	职业接触生物限值	采样时间
甲苯	尿马尿酸	1mol/mol 肌酐（1.5g/g 肌酐）或 11mol/L[①]（2.0g/L）	工作班末（停止接触后）
	终末呼出气甲苯	20mg/m³	工作班末（停止接触后 15~30min）
		5mg/m³	工作班前
三氯乙烯	尿中三氯乙烯	0.03mmol/L（50mg/L）	工作周末的班末尿
铅及其化合物	血铅	2μmol/L（400μg/L）	接触 3 周后的任何时间
镉及其化合物	尿镉	5μmol/mol 肌酐（5μg/g 肌酐）	不作严格规定
	血镉	45nmol/L（5μg/L）	
一氧化碳	血中碳氧血红蛋白（HbCO）	5%Hb	工作周末
有机磷农药	全血胆碱酯酶活性[②]	原基础值或参考值 70%	接触起始后 3 个月内
	全血胆碱酯酶活性[②]	原基础值或参考值 50%	

①尿校正相对密度为 1.02。②校正值。

7.3.4　生物监测样本

职业卫生生物监测最常用的样本是尿、血和呼出气。具体选择哪类生物样本取决于职业人群所接触毒物的动力学性质、毒物浓度以及分析方法的灵敏度。同时要考虑采样方法的简便、可行、实用和经济性。

（1）尿。职业生物监测中最常使用的生物样本，采样简单，且具有无损伤性，容易被工人接受。尿样适合于检测有机化学毒物的水溶性代谢物及某些无机化学毒物及其代谢物。一般收集 24h 尿比较有代表性，但实际工作中由于样本的收集、运输及保存等诸多条件的限制，通常采集单次尿样（多选择晨尿）。另外，尿中标志的测定结果受肾功能影响，因此，对于肾病患者不易采用尿液进行监测。

（2）血。由于血样是一种损伤性采样，而且血样的储存条件苛刻，常需要净化步骤而导致分析的复杂化，所以血样的使用不如尿样广泛。但其优点是血液很少受组成变化的影响，血中水平通常反映毒物的近期接触水平。

（3）呼出气。对于血中溶解度低的挥发性有机化学物，或在呼出气中以原形排泄的化学物的监测则以呼出气为最佳监测样本，而且呼出气检测无损伤性。毒物在呼出气中的浓度可用来评价当时和近期的接触情况。另外，呼出气的检测结果受异常肺功能的影响，因此，对于肺功能异常者不易采用呼出气进行监测。

（4）其他。由于头发、指甲来自外部的污染不能通过洗涤而排除，不适用于大多数毒物的检测。从粪便排泄的化学物主要来源于消化道，对职业接触意义不大。近年来，活体监测技术有了新的发展，如用 X 荧光方法测定骨骼中的铅、中子活化法测定肾皮质及肝脏中的镉，但这类测定尚难用于常规检测。

7.4　职业健康监护

职业健康监护是以预防为目的，根据劳动者的职业接触史，通过定期或不定期的医学健康检查和健康相关资料的收集，连续性地监测劳动者的健康状况，分析劳动者健康变化与所接触的职业病危害因素的关系，并及时地将健康检查和资料分析结果报告给用人单位和劳动者本人，以便及时采取干预措施，保护劳动者健康。

职业健康监护目标疾病分为职业病和职业禁忌证。确定健康监护目标疾病的原则是：

（1）目标疾病如果是职业禁忌证，应确定监护的职业病危害因素和所规定的职业禁忌证的关系及相关程度。

（2）目标疾病如果是职业病，应是国家职业病目录中规定的疾病、与应监护的职业病危害因素有明确的因果关系，并要有一定的发病率。

（3）有确定的监护手段和医学检查方法以及早期发现目标疾病。

（4）早期发现后采取干预措施能对目标疾病的转归产生有利的影响。

职业健康监护目的如下：

（1）有助于早期发现职业病、职业健康损害和职业禁忌证。

（2）跟踪观察职业病及职业健康损害的发生、发展规律及分布情况。

（3）评价职业健康损害与作业环境中职业病危害因素的关系及危害程度。

（4）识别新的职业病危害因素和高危人群；进行目标干预，包括改善作业环境条件，改革生产工艺，采用有效的防护设施和个人防护用品，对职业病患者及疑似职业病和有职业禁忌人员的处理与安置等。

（5）评价预防和干预措施的效果。

（6）为制定或修订卫生政策和职业病防治对策服务。

职业健康监护主要包括职业健康检查、职业健康监护档案管理和健康状况分析等内容。

7.4.1 职业健康检查

职业健康检查包括上岗前、在岗期间、离岗时和离岗后医学随访以及应急健康检查五种类型。

（1）上岗前职业健康检查。上岗前健康检查是指用人单位对准备从事某种接触职业病危害作业的劳动者在上岗前进行的健康检查，主要目的是发现有无职业禁忌证，掌握上岗前的健康状况，建立接触职业病危害因素人员的基础健康档案。上岗前健康检查为强制性职业健康检查。应进行上岗前健康检查的人员包括：1）拟从事接触职业病危害因素作业的新录用人员，包括转岗到该种作业岗位的人员；2）拟从事有特殊健康要求作业的人员，如高处作业、电工作业、职业机动车驾驶作业等。

（2）在岗期间定期职业健康检查。定期健康检查是指用人单位按照规定的时间间隔对接触职业病危害作业的劳动者的健康状况进行的检查，目的是早期发现职业病患者或疑似职业病患者或劳动者的其他健康异常改变；及时发现有职业禁忌证的劳动者；通过动态观察劳动者群体健康变化，评价工作场所职业病危害因素的控制效果。凡是长期从事规定的需要开展健康监护的职业病危害因素作业的劳动者，均应进行在岗期间的定期健康检查。定期健康检查的周期根据不同职业病危害因素的性质、工作场所有害因素的浓度或强度、目标疾病的潜伏期和防护措施等因素决定。定期健康检查结果应以适当的方式告知劳动者本人，发现劳动者有职业禁忌或者有与从事职业相关损害的，应及时调离原工作岗位，并妥善安置。对需要复查和医学观察的劳动者应及时予以安排。

（3）离岗时职业健康检查。离岗时健康检查是指劳动者在准备调离或脱离所从事的职业病危害的作业或岗位前所进行的健康检查，主要目的是确定其在停止接触职业病危害因素时的健康状况。如果最后一次在岗期间的健康检查是在离岗前的 90 日内，可视为离岗时检查。

（4）离岗后医学随访职业健康检查。离岗后医学随访检查是指劳动者接触的职业病危害因素具有慢性健康影响，或发病有较长的潜伏期，在脱离接触后仍有可能发生职业病，在其离岗后进行的医学随访检查。如对接触粉尘作业的劳动者，或尘肺病患者在离岗后进行的医学随访检查。随访时间的长短则应根据有害因素致病的流行病学及临床特点、劳动者从事该作业的时间长短、工作场所有害因素的浓度等因素综合考虑确定。

（5）应急职业健康检查。应急健康检查是指发生急性职业病危害事故后立即对遭受或者可能遭受急性职业病危害的劳动者进行的健康检查。可依据检查结果和现场劳动卫生学调查，确定危害因素，为急救和治疗提供依据，控制职业病危害的继续蔓延和发展。从事可能产生职业性传染病作业的劳动者，在疫情流行期或近期密切接触传染源者，也应及时开展应急健康检查，随时监测疫情动态。

7.4.2　职业健康监护档案管理

为了搞好职业病防治工作，便于资料的整理和分析，应建立职工健康监护档案，每一人员设一健康监护卡（或册）。利用生产环境监测和健康检查资料，建立职工健康监护档案是一项重要的基础工作。为职业有害因素的评价、职业病诊断、职业流行病学研究等提供宝贵的资料。健康监护档案是健康监护全过程的客观记录资料，是系统地观察劳动者健康状况的变化，评价个体和群体健康损害的依据，其特征是资料的完整性、连续性。其项目包括职业史与病史、接触水平、家族史、个人基础健康资料、监护项目以及其他（嗜好、卫生习惯等）。

7.4.2.1　劳动者职业健康监护档案

劳动者职业健康监护档案包括：

（1）劳动者职业史、既往史和职业病危害接触史。

（2）相应工作场所职业病危害因素监测结果。

（3）职业健康检查结果及处理情况。

（4）职业病诊疗等健康资料。

7.4.2.2　用人单位职业健康监护管理档案

用人单位职业健康监护管理档案包括：

（1）职业健康监护委托书。

（2）职业健康检查结果报告和评价报告。

（3）职业病报告卡。

（4）用人单位对职业病患者、患有职业禁忌证者和已出现职业相关健康损害劳动者的处理和安置记录。

（5）用人单位在职业健康监护中提供的其他资料和职业健康检查机构记录整理的相关资料。

（6）卫生行政部门要求的其他资料。

7.4.2.3　档案管理

用人单位应当建立劳动者职业健康监护档案和用人单位职业健康监护管理档案，应有专人严格管理，并按规定妥善保存。卫生监督机构、用人单位和职业健康检查机构应当采取措施维护劳动者的职业健康隐私权、保密权。劳动者或者其近亲属、劳动者委托代理人、相关的卫生监督检查人员有权查阅、复印劳动者的职业健康监护档案。用人单位不得拒绝或者提供虚假档案材料。劳动者离开用人单位时，有权索取本人职业健康监护档案复印件，用人单位应当如实、无偿提供，并在所提供的复印件上签章。

7.4.3　健康状况分析

对职工健康监护的资料应及时加以整理、分析、评价并反馈，使之成为开展和搞好职业卫生工作的科学依据。评价方法分为个体评价和群体评价。个体评价主要反映个体接触量及其对健康的影响，群体评价包括作业环境中有害因素的强度范围、接触水平与机体的效应等。在分析和评价时，涉及的常用于反映职业性危害情况的指标有发病率、患病率等。

（1）发病率、检出率和受检率。发病率是指一定时间（年、季、月）内，特定人群中发生某种职业病新病例的频率。发病率可以反映该作业的发病情况，还可以说明已采取预防措施后的效果。发病率可以按厂矿计算，也可以按车间、工种或工龄分组计算。

$$发病率 = \frac{某个时期内新发现的病例数}{该时期内平均工人数} \times 100\%$$

$$检出率 = \frac{检查时新发现的病例数}{受检工人数} \times 100\%$$

$$受检率 = \frac{实际受检工人数}{应受检工人数} \times 100\%$$

但在计算发病率时应注意：1）发病率以新发病例来计算，要明确该病例的发病时间，而对于某些慢性病或发病时间难以确定的疾病如尘肺等，若要明确界定哪些人是新发病例比较困难，这时就采用确定诊断的时间来计算；2）计算发病率和检出率时该作业工人数不包括该时期以前已确诊为该疾病的人数；3）计算慢性病如尘肺的检出率时，被检工人数是指从事该作业一年以上的工人数；4）受检率达到90%以上时，计算发病率或患病率才有意义。

（2）患病率。计算患病率可以一般地了解历年来累积的患者数、发病概况和防治措施的实际效果，但不能具体说明某个时期内疾病发生和疾病严重程度的情况。在应用患病率进行分析对比时，还应考虑到不同人群中性别、年龄和工龄等因素的差异。

$$患病率 = \frac{检查时发现的新旧病例总数}{从事该作业受检的工人数} \times 100\%$$

（3）疾病构成比。这个指标可以说明各种不同疾病或某一种轻重程度不同（轻度、中度、重度）的职业病分布情况。例如要了解 I 期硅肺在各期硅肺中所占比例。

$$I 期硅肺例数与各期硅肺总例数之比 = \frac{I 期硅肺例数}{总硅肺例数} \times 100\%$$

（4）平均发病工龄。该指标是指工人从开始从事某种作业（如硅尘作业）起到确诊为该作业有关的职业病（硅肺）时所经历的时间。

（5）平均病程期限。为了反映某些职业病（如尘肺）进展的速度和防治措施的效果，就需要计算平均病程期限。

（6）其他指标。

$$病死率 = \frac{某时期内死于某病的例数}{该时期内患该病的例数} \times 100\%$$

$$病伤缺勤率 = \frac{某时期因病伤缺勤日数}{该时期内应出勤工作日数} \times 100\%$$

通过统计分析，可以发现对工人健康和出勤率影响较大的疾病及其所在部门与工种，从而深入探索其原因，采取相应的防护策略。对于一些作用比较明确的职业性有害因素，可利用某项主要指标进行动态观察和分析。如苯作业工人健康监护可用白细胞计数作为指标，将逐年检查结果登记于记录表或以曲线图标明，一旦发现白细胞计数降低到正常值下限，即应查明原因，并作为重点监护对象，缩短定期检查间隔期，密切观察。若再继续下降，则应立即脱离接触，给予早期治疗。运用这种分析方法可以控制慢性职业病。但对于作用尚不清楚，不能采用个体分析方法的有害因素，则应改用流行病学方法进行分析，探索职业接触与症状或疾病的关系及致病条件，并为进一步监护提供新的检测项目。

7.5　职业性有害因素的危险度评定

职业性有害因素的危险度评定是指通过对工业毒理学测试、环境监测、生物监测、健康监护、职业流行病学调查的结果进行分析。定性和定量评价职业性有害因素的潜在不良作用，并对其进行管理。危险度评价是职业性有害因素评价中的重要内容。通过对职业性有害因素进行危险度评定有以下作用：估测职业性有害因素可能引起健康损害的类型和特征；估计健康损害发生的概率；估测、推算健康损害剂量和程度；提出可接受的剂量、浓度；提出针对性预防措施。综合危险度评定结果、社会经济、技术水平，对危险度进行利益权衡和决策分析，提出对职业性有害因素可接受水平和相应的控制、管理措施。如卫生标准、各种接触限值、法律法规等。

危险度评价的目的在于寻找社会可接受的危险度水平，最大限度地降低职业性有害因素的不良作用，为预测职业性有害因素的远期效应、制定职业接触限值和相应的预防对策提供依据。

危险度评价的要素包括所需资料、危险度评价和危险度管理三大部分。危险度评定的基本过程如图7-1所示。

7.5.1　危险度评定的内容

危险度的评定包括危害性鉴定、剂量-反应评定、接触评定和危险度特征分析四个方面的内容。

（1）危害性鉴定。危害性鉴定是危险度评定的第一阶段，主要内容是危险度的定性评定，有时也含有定量评定的成分。危害性鉴定的主要任务就是要确定待评定职业性有害因素对接触人群能否引起职业性损害；接触与职业性损害之间是否存在因果联系；对职业性损害进行分类，并估计其危害的程度，以确定对该职业性有害因素进行危险度评定的必要性和可能性。

在开展鉴定之前，要掌握必要的和足够的科学资料，作为鉴定依据。主要依据有：1）职业流行病学资料，它可直接反映出人群接触有害因素后所引起职业性损害的特征，是危害性鉴定中最有价值的依据。2）动物实验，利用最敏感的实验动物进行试验可获得较理想的结果，实验条件明确，易得出剂量-反应（或效应）关系。由于动物与人的种属间差异，因此，鉴定时要考虑实验结果外推到人的问题。3）体外试验，在危害性鉴定中体外试验一般为短期的过筛试验，特别是对职业性有害因素的致癌、致突变性的鉴定时，更是不可缺少的辅助资料。4）有害因素的自身特性，如待鉴定的有害因素为化学物，就要了解其化学结构、理化特性，如为物理因素则要了解该物理因素各个参数及其卫生学意义。

（2）剂量-反应评定。剂量-反应评定是危险度评定的核心，属危险度的定量评定，

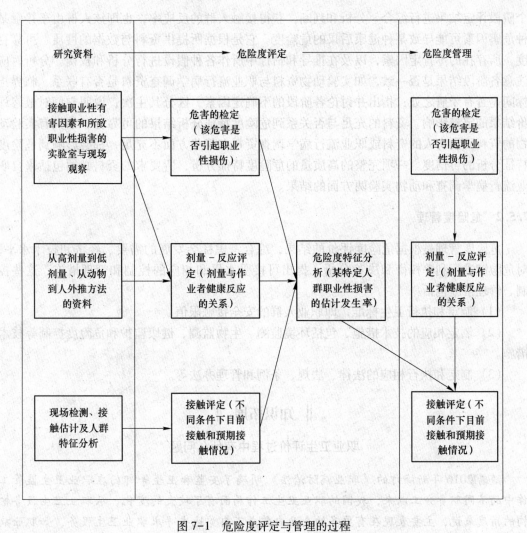

图 7-1 危险度评定与管理的过程

目的是通过对职业流行病学资料和动物定量研究资料进行分析,阐明不同接触水平所致效应的强度和频度,确定剂量-反应关系。反应是指接触某定量危害因素所致特定强度的效应,在接触人群中所占的百分率。评定剂量反应关系的步骤是:1)选择适宜的临界效应指标;2)从职业流行病学调查或动物实验获得观察到有害效应的最低剂量水平和未观察到有害效应的剂量水平,即通过实验或观察得到的,在一定的接触条件下,对靶机体未引起任何可检查出的有害变化的最高剂量水平;3)动物实验,选对所研究毒物代谢、转化与人相近的动物进行实验;4)确定种属间该有害因素所致损害效应的不确定因素。

(3)接触评定。接触评定的资料最好是来自直接、大量的测定,但常限于人力、物力而难以办到。一般多通过接触估测来实现,常常是从被评定的总体人群中随机抽取一定数量的有代表性的样本,作有限数量的分析,估算出总体人群或某些亚群的接触水平及有关的状况。

(4)危险度特征分析。危险度特征分析是危险度评定的最后阶段,目的是通过对前三个阶段评定结果进行综合、分析和判断，获得接触人群的反应率，也即该人群由于接触某种危害因素可能导致某种健康后果的危险度。它是根据所提供资料与数据的性质、可靠程度、所存在的不肯定因素，以及在推导和估计中所作各种假设进行分析和权衡。分析时应注意各阶段结果是否一致，如实验动物资料与职业流行病学调查资料是否有联系、临界指标间是否有矛盾之处；指出并讨论各阶段的不确定因素，区分其主次，说明它们对最终评价结果的定量影响。资料的充足与否关系到危险度特征分析结果的可靠性，如只有实验动物的资料而没有人的资料或职业流行病学调查资料在某些方面不充足，都会影响到危险度特征分析的可信度。一项完整的高质量的危险度特征分析，所要求的资料必须包括来自职业流行病学调查和动物实验两方面的结果。

7.5.2　危险度管理

危险度管理是根据危险度评价的结果，综合考虑社会发展的需要、经济和技术水平，对危险度进行利弊权衡和决策分析，提出可接受水平和相应的控制和管理措施。这些控制、管理措施包括：

（1）制定和执行卫生标准，即职业人群的安全接触限值。

（2）制定相应的技术措施，包括环境监测、生物监测、健康监护和危险度控制等技术措施。

（3）制定和执行相应的法律、法规、条例和管理办法等。

‖ 知识拓展 ‖

职业卫生评价过程中有什么问题

随着 2016 年新修订的《职业病防治法》明确了安监和卫生等部门在职业卫生监管工作中的不同职责分工以来，我国的职业卫生工作局面有了较大的变化，从职业卫生服务机构的角度来说，主要表现在有更多的企业自觉或不自觉地去寻求职业卫生服务，如职业病危害因素的评价与检测，以及职业健康体检等。从职业卫生服务机构的角度，分析职业卫生工作存在的问题。

（1）企业存在的问题。

1）职业卫生管理水平参差不齐。相对于大型的国企和外企，五金、印刷和家具等行业内众多规模较小的企业存在职业病危害严重，现场管理混乱，生产工艺落后，职业卫生防护措施缺失，工人缺乏保护等现象，职业卫生风险较大。

2）职业卫生评估工作缺失。很多企业内部缺乏专门的机构和专业人员负责职业卫生工作，对职业卫生工作知识知之甚少，对职业卫生评价工作的目的和内容不了解，职业卫生评价工作基本缺失，对从事各种职业危害接触作业的劳动者的各项保护措施不够科学全面。

虽然存在一部分意识较好的企业包括大型国企和外企重视职业卫生工作，但仅仅开展了职业病危害因素检测和职业健康体检工作。这些企业定期委托有资质机构进行检测或自行开展检测，但由于缺乏专业的知识，存在检测项目不全、监测布点不科学、采样方法不正确，以及检测结果换算不准确等各种现象。

虽然安监部门目前建立了一套职业病危害因素网络申报系统，但很多企业在申报时存在少报、错报甚或故意漏报的情况，这些情况使职业病危害申报的科学性和真实性大打折扣。同时安监部门在进行现场监管执法时，如果没有全面客观的评价资料，便很难迅速完整的掌握企业的职业卫生情况，继而影响到做出快速正确的执法判定。

3）防治职业病责任意识不强。企业虽然开始主动寻求职业卫生评价和检测服务，但这些大多是源于安全监管的要求，或者是开展安全生产标准化工作的需要，企业仍然把职业卫生的相关工作当成是一种负担加以排斥。寻求服务机构做的各种评价和检测仅仅是为了应付监管部门的检查，对报告中提出的很多职业卫生防护措施建议总是以场地限制、经济效益冲突或者工艺限制等各种理由不予落实。这其中有一部分工人虽然意识到自己从事的是存在职业病危害的作业，但并非要求企业加强保护，而仅仅从工资待遇上要求企业给予一定的补偿。

在职业健康体检方面，除大型国企外，其他类型企业人员的流动性相对较大，尤其是有工作经验的工人，如电焊工等更受欢迎，企业为减少麻烦，并未按照规定督促工人进行体检。同时工人自我保护意识较差，为了提高工资待遇，可随时更换工作单位，离岗时健康体检率很低。对于从事接触较严重职业病危害的工人，这种聘用期短、流动性大的特点，极易造成工人的职业健康监护资料的缺失，也纵容了企业的侥幸心理。

此外，部分行业使用的化学品较多，很多的化学品大大超出《工作场所有害因素职业接触限值》和《职业健康监护技术规范》中所列的有害物质目录，很多企业大都省略了这部分有毒有害物质的申报和工人的职业健康体检。这些都加大了工人罹患各种职业病的风险，且增加了后期诊断的难度。

4）健康监护档案不够全面规范。绝大部分企业将健康监护档案狭义地理解为体检报告，由于缺乏统一的格式和标准，加上企业缺乏积极性和专业人员，工人的既往职业史、职业病危害因素接触史等资料大都缺乏，工人的体检资料未能与现场检测结果相联系，因此由监管部门组织建立统一格式的健康监护登记档案显得十分重要。

由于既往对职业卫生法律法规的宣传力度不够，加上职业卫生监督力度不足，同时职业卫生工作与经济效益存在一定的冲突，而社会片面强调经济发展，忽视保护劳动者健康的重要性，导致了以上种种现象的发生。因此必须加强职业卫生法制建设和宣传教育，提高监管力度，才能从根本上改变我国职业卫生工作发展滞后的现象。

（2）职业卫生服务机构的问题及规范措施。

1）职业卫生服务机构存在的问题。经济较发达区域内职业卫生服务机构相对较多，特别是民企以及部分外地甲级机构的参与，增加了职业卫生技术服务的能力，但同时也存在许多问题。

①各机构内部新人员培训不到位，对国家法律法规和职业卫生知识学习不够，评价内容不全面，语句不当，报告水平较低。其次大部分的服务机构重检测、轻采样，忽视现场采样人员的知识和技能的培训，而不同的采样和布点方式直接影响到现场采样结果的可信性，并继而影响到后续评价结论的准确性。

②由于着重强调实验室硬件的建设，各服务机构均花费大量资金购买各种先进设备，并且这些设备在日常的运营和维护中也耗费了大量的人力和财力，这些都增加了企业购买

职业卫生服务的成本，很多时候让企业难以接受。

③机构之间存在恶意竞争，通过迎合客户要求和降低收费揽取项目取得市场，最终降低了服务质量，如布点减少，避重就轻，不按规范编制采样方案，增加了职业卫生风险。

④缺乏为职业卫生服务机构提供咨询帮助的平台，随着社会的发展，企业的职业卫生工作会出现各种各样的新问题，各服务机构的水平不同，在遇到一些复杂或专业性较强的问题时，评价或检测人员不知如何处理，又无处咨询或得不到统一答案时，只能想法避开，或是模糊处理，甚或错误处理。

2）职业卫生服务机构的规范措施。鉴于以上情况，监管部门可以考虑从以下几方面着手管理规范整体职业卫生服务市场。

①尽快建立职业卫生服务人员技能培训制度，并参考注册安全工程师的管理制度，对从事职业卫生评价和检测人员进行定期的继续教育培训和考核，促进职业卫生服务行业内整体水平的提高。

②考虑改变既往的评价机构模式，将评价和检测分离。按照严格标准建立一批独立运营的检测室，专门接受各家评价机构的样品进行检测。此项措施带来的好处是显而易见的，如：减少评价机构的投资和运营成本，规范职业卫生服务收费，提高设备的使用率，降低企业需承担的职业卫生服务费用，也减少了部分实验室由于操作能力相对较弱所导致的检测结果的偏差。同时数量较少而综合实力较强的检测室更有利于上级监管机构加强管理，并且在一定程度上可以减少评价机构在采样和检测数据上弄虚作假的可能。

③加强上级单位的技术指导作用，建立统一的专家咨询平台，为技术服务机构提供帮助，收集整理各机构在工作中遇到的各种技术难题，在解决这些问题的同时，还可编成范例供其他企业学习，以此推动促进职业卫生服务事业的发展。

（3）监督部门的问题。

1）作业场所职业病危害监管是通过监察员的具体监管来实现，由于安监部门接手职业卫生监管工作时间较短，从与企业交流的过程中发现很多基层的执法人员在监管过程中欠全面、不专业，需要接受系统的专业培训。其次，监察员的数量和监察频次也会影响到监管的效果，监管力量相对不足也是我国职业危害控制领域一直存在的突出问题，国内在开展安全生产监管时对企业实行分类分级管理的经验值得借鉴，在全面监管的基础上做到重点监督的原则，提高监管的科学性和效率。

2）存在监管盲点。建筑、装修等行业在日常的工作中，尤其在城市大型的基建项目中要进行大量的配料搅拌、喷涂油漆、电焊、切割打磨金属和木材器具等各种操作，会产生大量的粉尘、有毒有害物质以及噪声等各种危害因素，这些行业缺乏相对固定的作业场所，工作环境较差，工程防护措施较为缺乏，工人大多为临时招聘的农民工，自我保护意识差，个体防护用品使用率较低，职业危害较重。

目前职业卫生的监管主要针对有固定作业场所的生产或服务类企业，职业卫生评价也大都将项目建设期产生的职业病危害不列入评价范围，安监总局公布的《建设项目职业病危害风险分类管理目录》（安监总安健〔2012〕73号）也未将此类行业列入其中，给这部分工人的职业病防治工作带来巨大隐患。

习题与思考题

7-1　职业性有害因素监测的类型主要有哪些？

7-2　职业人群生物监测有何作用？与环境监测有何关系？

7-3　联系实际谈谈为什么需要对职工进行健康检查？

7-4　职业流行病学常见调查方法有哪几种？适用于哪些疾病的调查？

7-5　如何对职业性有害因素进行危险度评价？

7-6　试对所处学校或单位的某一作业空间可能存在的各种有害因素进行职业卫生监测。

职业性有害因素的监督与控制

控制职业性有害因素，达到改善劳动环境，预防职业病发生，保障职业人群的身心健康，是职业卫生工作的根本目的。

控制职业性有害因素的措施，首先是完善职业卫生法规体系，并加强相关职业卫生的监督，进行职业卫生技术措施的评价，开展职业人员的健康教育和健康促进活动，提高控制措施效果。职业卫生技术措施是控制职业性有害因素的主要对策，包括生产环境的控制措施与个人防护措施。

8.1 职业卫生法规与监督

控制职业性有害因素，首先要依靠立法的保证。职业卫生相关法规、文件和标准为职业人员在安全、卫生的条件下进行生产劳动提供了保障，也为卫生行政人员依法进行职业卫生监督和管理提供法律依据。

早在新中国成立时颁布的《中国人民政治协商会议共同纲领》中第 32 条，就规定了"实行工厂检查制度，以改进工矿的安全和卫生设备"。

1950 年 5 月 31 日，国家颁布了《工厂卫生暂行条例草案（试行）》，第 32 条规定："工作时散发有害健康的蒸气、气体与灰尘之机器，应经常检查及修理，以保持密闭状态"；1956 年国务院颁发了《关于防止厂矿企业中硅尘危害的决定》，这是国家专为消除厂矿企业中硅尘危害，保护职工的安全和健康做出的决定；1957 年还专门公布了 14 种法定职业病名单；1963 年周恩来总理还亲自批示国经周字（63）100 号文，提出 3~5 年消除硅尘危害；1983 年卫生部发布了《职业病报告办法》；1984 年颁布了《职业病诊断管理办法》；1987 年又颁布了《中华人民共和国尘肺病防治条例》，这是新中国成立以来我国政府有关职业卫生权威性较高的法规，对防尘、监督与监测、职业性健康管理以及违法处罚都做出了明确的规定；1995 年实施了《中华人民共和国劳动法》，对于依法保护劳动者职业健康和卫生在内的权益意义重大，尤其是 2002 年 5 月 1 日起实施的《中华人民共和国职业病防治法》，使得我国职业病防治工作逐步走上规范化、法制化的轨道。

8.1.1 职业卫生法律体系框架

职业卫生立法是根据《宪法》并结合《劳动法》、《民法通则》等有关条款而制定的，主要用于调整国家、用人单位、劳动者以及职业卫生技术服务部门之间在职业卫生范畴内的行政法律关系，以保障劳动者的健康权益和切实利益。2001 年 10 月 27 日颁布实施的《职业病防治法》是当前我国有关职业卫生方面最全面、最系统、最权威的法律文件，标志着以《职业病防治法》为核心的职业病防治法律体系初步形成。与职业安全（安全生产）领域一样，在职业卫生管理实践中，通常按照法律地位和法律效力的层次，将职业卫生法律体系划分为职业卫生法律、法规、行政规章、地方性法规与规章、标准及中国批准的国际劳工公约或建议书等层次。

（1）职业卫生法律。法律是指包括全国人大制定的基本法律和全国人大常委会制定的基本法律以外的其他法律。它们的效力仅次于宪法。《宪法》是国家的根本大法，具有最高的法律效力。在职业病防治法律体系中《职业病防治法》处于核心地位，同时其他相关的法律，如《劳动法》、《安全生产法》、《工会法》、《劳动合同法》等也规定了职业病防治的相关条款，见表8-1。

表8-1 我国主要职业卫生法律列表

法 律 名 称	主席令	颁布或通过时间	实施时间
中华人民共和国职业病防治法（2016年修正）	第48号	2016-07-02	2016-09-01
中华人民共和国劳动法	第65号	2007-06-29	2008-01-01
中华人民共和国安全生产法（2014年修正）	第13号	2014-08-31	2014-12-01
中华人民共和国工会法（修订）	第62号	2001-10-27	2001-10-27
中华人民共和国劳动合同法	第65号	2007-06-29	2008-01-01
中华人民共和国未成年人保护法（2012年修正）	第65号	2012-10-26	2013-01-01
中华人民共和国妇女权益保障法（2005年修正）	第40号	2005-08-28	2005-12-01

（2）职业卫生法规。行政法规是国务院根据宪法和法律制定的规范性文件。当前，我国主要的职业卫生行政法规，主要以条例的形式颁布，包括《中华人民共和国尘肺病防治条例》、《中华人民共和国劳动合同法实施条例》、《工伤保险条例》等。

（3）职业卫生行政规章。国务院各部、各委员会根据法律和行政法规，在本部门权限内发布的规范性文件。职业卫生行政规章以卫生部颁布的为主，主要以办法或规定的形式发布，包括《放射事故管理规定》、《职业病危害项目申报管理办法》。

（4）职业卫生地方法规与规章。由各省、自治区、直辖市以及省、自治区的人民政府所在地的市、计划单列市和经国务院批准的较大的市和经济特区的人民代表大会和它的常委会制定的规范性文件，要报全国人大常委会备案，不能同宪法、法律相抵触，只限于本地区使用。包括职业卫生地方法规和地方规章。

（5）职业卫生标准。标准一般分为强制性和推荐性两类标准。强制性标准代号为直接编码"GB"；推荐性标准的代号是在强制性标准代号后面加"/T"，例如国家推荐标准代号是"GB/T"；安全推荐性行业标准代号为"AQ/T"。国家职业卫生标准中强制性标准包括：GBZ 2.1《工作场所有害因素职业接触限值第1部分：化学有害因素》、GBZ 2.2《工作场所有害因素职业接触限值第2部分：物理因素》、GBZ/T 265《职业病诊断通则》、《职业照射放射防护标准》、《职业防护用品卫生标准》等。

（6）中国已批准的国际劳工公约或建议书。国际劳工组织通过的公约并不当然地对各成员国产生效力，各成员国要在本国实施，须经本国立法机构作出决定，只有通过各成员国立法机构确认批准了的公约，这项公约才对该国具有约束力，转化为国内法的一部分。建议书则不需要批准，它涉及的范围比公约大且只处理那些不要求正式承担义务的问题。建议书的目的是在某些领域作为制订国家政策的指导方针，中国已批准的国际劳工公约中，与职业卫生相关的包括 C155《职业安全和卫生公约》等。

8.1.2　职业卫生监督管理

职业卫生监督管理包括国家职业卫生监督管理和用人单位职业卫生监督管理。职业卫生监督按工作内容可分为预防性职业卫生监督、职业病诊断与鉴定的监督管理、经常性职业卫生监督和职业病危害事故职业卫生监督。国家职业卫生监督管理是职业卫生监督行政主体，对不特定用人单位（企业、事业单位和个体经济组织）制定、发布规范性文件和依据有关职业卫生的法律法规对用人单位进行监督检查，发现职业卫生违法行为依法处理，以及根据用人单位申请依法作出行政许可决定的活动。用人单位职业卫生监督管理是用人单位为了全面履行职业卫生法定义务，依法制定职业病防治责任制、职业卫生管理制度和职业卫生操作规程，并依据职业卫生管理制度和职业卫生操作规程对本单位进行监督检查，发现违反职业卫生管理制度、操作规程和不履行职责行为及时处理的活动。

8.1.2.1　职业卫生监督管理职责

2003 年，国务院就职业病危害严重态势和职业卫生监管体制存在的缺陷，以整合行政资源、提高行政效率、切实有效保护广大劳动者身体健康为目的，及时地对职业卫生监管职能进行了调整。2005 年，根据国务院《关于职业卫生监督管理职责分工意见的通知》（卫监督发〔2005〕31 号）精神，国家安全生产监督管理局（现为国家安全生产监督管理总局）和卫生部（现为国家卫生和计划生育委员会。）通过协商就调整后的职业卫生监管职能进行详细的分工，明确各自的职责；随着 2014 年和 2016 年《安全生产法》和《职业病防治法》的最新修正，各行政部门在职业卫生监管方面的职责逐步理顺。

《职业病防治法》中规定，国务院安全生产监督管理部门、卫生行政部门、劳动保障行政部门依照本法和国务院确定的职责，负责全国职业病防治的监督管理工作。国务院有关部门在各自的职责范围内负责职业病防治的有关监督管理工作。

8.1.2.2　职业卫生行政执法

职业卫生立法为职业病防治工作奠定了法律依据，而职业卫生行政执法则是为贯彻执行《职业病防治法》，对用人单位进行监督检查并对违法者进行行政处罚的具体行政行为。卫生行政执法是指卫生行政执法机关依据有关法律法规的规定，针对特定的对象或事件，即对用人单位所采取的具体的能直接产生法律效果的卫生行政行为。

A　职业卫生行政执法依据与主体

a　卫生行政执法的依据

一是卫生行政执法的实体法律依据。各种职业卫生法律法规，如《职业病防治法》、《尘肺病防治条例》、《女职工劳动保护规定》、《使用有毒物品作业场所劳动保护条例》、《国家职业卫生标准管理办法》、《职业病危害项目申报管理办法》、《建设项目职业病危害分类管理办法》、《职业健康监护管理办法》、《职业病诊断与鉴定管理办法》、《职业病危害事故调查处理办法》、《职业病目录》、《职业病危害因素分类目录》、《建设项目职业病危害评价规范》都是卫生行政执法的实体法律依据。

二是卫生行政处罚程序的法律依据。《行政许可法》（主席令第 7 号）第六章规定，对申请人的行政许可项目的实施情况要进行监督检查。当监督检查发现相对人有违法行为时，则按《行政处罚法》的规定进行行政处罚。《行政处罚法》（主席令第 63 号）对行政处罚的种类和设定、实施机关、管辖和适用、处罚决定和执行及法律责任都有明确规定，尤其对做出行政处罚的简易程序、一般程序、听证程序也有详细规定。

三是卫生标准是卫生监督监测的重要依据。依据《标准化法》，卫生标准是保障人体健康、人身、财产安全的标准。因此，职业卫生标准是国家为保护人体健康和生命安全，对生产环境、条件及其有关产品中的各种有害因素所确定的卫生学容许限度。这些卫生学容许限度大多都是以数量单位形式表示。

b 职业卫生行政执法主体

行政执法主体是指国家依法设立，并代表国家行使职业卫生行政权、实施职业病防治法律法规、管理国家职业卫生行政事务的国家行政机关。其特点为具有自身组织系统的独立性及依法行使职权的独立性，同时具有法人代表资格。

《职业病防治法》第九条规定，国家实行职业卫生监督制度。国务院安全生产监督管理部门、卫生行政部门、劳动保障行政部门依照本法和国务院确定的职责，负责全国职业病防治的监督管理工作。国务院有关部门在各自的职责范围内负责职业病防治的有关监督管理工作。

县级以上地方人民政府安全生产监督管理部门、卫生行政部门、劳动保障行政部门依据各自职责，负责本行政区域内职业病防治的监督管理工作。县级以上地方人民政府有关部门在各自的职责范围内负责职业病防治的有关监督管理工作。

县级以上人民政府安全生产监督管理部门、卫生行政部门、劳动保障行政部门（以下统称职业卫生监督管理部门）应当加强沟通，密切配合，按照各自职责分工，依法行使职权，承担责任。

B 职业卫生监督执法具体内容

根据职业卫生的特点和《职业病防治法》的规定，可分为对用人单位的监督和对职业卫生服务机构及医疗机构的监督。

a 对用人单位的职业卫生监督

（1）预防性卫生监督。预防性职业卫生监督系指对新建、改建、扩建和续建厂矿企业的建设项目中的职业卫生防护设施，是否与主体工程同时设计、同时施工、同时投产（简称"三同时"）所进行的卫生监督。

其内容包括：1）对设计图纸的审查，即根据生产特点，对工程选址、布局及是否有卫生防护设施设备及是否科学合理进行审查；2）对施工过程检查，即检查是否按图纸要求施工，有无将卫生防护设施设备砍掉或修改；3）在试生产（经营）时进行审查，即检查防护设施设备的防护效果是否符合国家卫生标准和要求。其目的在于保证投产后的劳动环境符合工业企业设计卫生标准的要求。监督过程是依据国家或地方政府颁布的有关法律、法规、办法、条例以及卫生标准等。运用预防医学、临床医学以及其他科学知识，通过对设计图纸、计算资料、文字说明的审核，并结合必要的现场调查，对所审查的建设项目提出职业卫生监督结论。

根据《职业病防治法》的规定，职业卫生监督行政执法机关重点审查有严重职业病危害项目的防护设施的设计及防护设施的防护效果，如果防护设施设计不合格则不允许施工，如果防护设施的防护效果不合格则不允许投产使用。可见"三同时"审查是卫生行政许可的具体行政行为。

（2）经常性卫生监督。经常性职业卫生监督是指对现有厂矿企业贯彻执行卫生法规和卫生标准的情况定期或随时进行的卫生监督，根据监督检查结果。对检查出的职业卫生问题作出相应的处理，目的在于及时发现并消除职业性有害因素的影响，保证作业者的健康，促进生产力的发展。经常性职业卫生监督检查的内容包括职业卫生法规与制度检查、劳动环境检查、防护措施检查、健康管理检查等内容。

《职业病防治法》规定，职业卫生监督执法人员有权进入现场了解情况、调查取证，有权查阅、复制与违法行为有关的资料和采集样品，有权责令用人单位或个人停止违法行为。经常性监督检查是职业卫生监督行政部门的"依职权行为"，可以随时随地进行检查，其检查的内容与方式有：一般性巡回检查即实地察看，采集样品进行化验、监测。

（3）对新化学品或产品的监督。《职业病防治法》规定：国内首次使用或者首次进口与职业病危害有关的化学材料，使用单位或者进口单位按照国家规定经国务院有关部门批准后，应当向国务院卫生行政部门、安全生产监督管理部门报送该化学材料的毒性鉴定以及经有关部门登记注册或者批准进口的文件等资料。进口放射性同位素、射线装置和含有放射性物质的物品的，按照国家有关规定办理。

使用单位对新化学品或产品在投产或使用前向职业卫生行政机关报送安全性证明，与新化学材料一样，卫生行政执法机关对放射性同位素、射线装置和含有放射性物质的物品，也要进行相应的监督管理。

b 对职业卫生服务机构和医疗机构的监督

医疗卫生机构承担职业病诊断，应当经省、自治区、直辖市人民政府卫生行政部门批准。现场职业危害检测评价服务机构、职业健康检查服务机构需取得国务院安全生产监督管理部门或者设区的市级以上地方人民政府安全生产监督管理部门按照职责分工给予的资质认可。因此，用人单位必须找具有相应资质的专业机构为自己提供服务，所得到的结果才具有法律效力。不具有资质而提供服务，不找具有资质的卫生专业机构提供服务，两种情形都属违法，由安全生产监督管理部门和卫生行政部门依据职责分工进行相应监督和处理。此外，对现场检测评价机构的工作质量、职业病诊断机构的职业病诊断与鉴定的程序，也包括职业病诊断、鉴定过程中用人单位应履行的义务，这些都是卫生行政执法机构监督检查的重点。

c 对职业中毒事故发生与处理的监督检查

根据《职业病防治法》第三十七条的规定，发生或者可能发生急性职业病危害事故时，用人单位应当立即采取应急救援和控制措施，并及时报告所在地安全生产监督管理部门和有关部门。安全生产监督管理部门接到报告后，应当及时会同有关部门组织调查处理。必要时，可以采取临时控制措施。卫生行政部门应当组织做好医疗救治工作。

发生或者可能发生急性职业病危害事故时，用人单位采取应急救援和控制措施并及时报告，可能发生急性职业损伤的有毒有害工作场所、放射工作场所或者放射性同位素的运输储存是否符合相关规定的相关事项，由安全生产监督管理部门进行监督。

总之，在上述卫生监督检查中发现的所有违法行为，首先要进行警告教育，责令限期改正，逾期不改正的，进行行政处罚；情节严重的，责令停止产生职业病危害的作业，或者提请有关人民政府按照国务院规定的权限责令关闭。

8.2 职业卫生标准

职业卫生标准足以保护劳动者健康为目的的卫生标准，其主要内容是对劳动条件各种卫生要求所作的统一规定。职业卫生标难是贯彻、实施职业卫生法规的技术规范，是执行职业卫生监督和管理的法定依据。

新中国建立之前，我国的职业卫生标准领域还是一片空白。随着我国科学技术及国民经济的发展，职业卫生标准也在不断地发展与完善。1956年由原国家建设委员会、卫生部批准、发布的《工业企业设计暂行卫生标准》（标准-101-56）是我国第一部与职业卫生有关的国家标准，其中规定了85种有害物质的最高容许浓度。这个标准于1962年、1972年两次修订，1979年由卫生部、原国家基本建设委员会、原国家计划委员会、原国家经济委员会及原国家劳动总局批准、颁布，2002年又由卫生部修订，发布GBZ 1—2002《工业企业设计卫生标准》，并于2010年由原卫生部重新修订发布GBZ 1—2010版本，即现行的《工业企业设计卫生标准》，该标准适用于我国所有新理、扩建、改建建设项目，因特殊原因需要的临时性工业企业和技术改造，技术引进项目的职业卫生设计，职业病危害评价；规定了工业企业的选址与整体布局、防尘与防毒、防暑与防寒、防噪声与振动、防非电离辐射及电离辐射、辅助用室等方面的内容，以保证工业企业的设计符合卫生标准的要求。

1981年，我国成立全国卫生标准技术委员会，从此我国职业卫生标准的研制、颁布走上了有组织、有计划、有领导的轨道。经过多年有组织的工作，我国已制定和颁布了一大批职业卫生标准，统一了研制职业卫生标准的指导思想和原则，总结、拟定了一整套标准编写、评审、呈报等有关的程序和规范。

本节仅就车间空气中有害物质接触限值、生物接触限值、化学致癌物接触限值以及职业卫生标准的应用四个方面进行概述。

8.2.1 车间空气中有害物质接触限值

车间空气中有害物质接触限值，是为保护作业人员健康而规定的车间空气中有害物质含量的限定值。

（1）常用指标。有害物质的职业接触限值在不同国家（或机构、团体）所用名称不尽相同，主要包括以下几个指标。

1）最高容许浓度（maximum allowable concentration，MAC）。在我国，车间空气中有害物质的最高容许浓度是指工作地点空气中任何一次有代表性的采样测定均不得超过的浓度。工作地点是指工人为管理生产过程而经常或定时停留的地点。若生产操作在车间内许多不同地点进行，则整个车间均算为工作地点。

2）阈限值（threshold limit value，TLV）。这是美国政府工业卫生学家会议（AGCIH）推荐的接触限值，又分为以下3种：①时间加权平均阈限值（threshold limit value-time weighted average，TLV-TWA），指正常8h工作日或40h工作周的时间加权平均浓度不得超过的接触限值。在此浓度下几乎全部工人每天反复接触而不至产生有害效应；②短时间接触阈限值（threshold limit value-short term exposure limit，TLV-STEL），是在一个工作日的任何时间均不得超过的15min时间加权平均接触限值。每天接触不得超过4次，且前后两次接触之间至少要间隔 60min，同时，当日的时间加权平均阈限值也不得超过。③上限值（threshold limit value-ceiling，TLV-C），是指瞬时也不得超过的最高浓度。AGCIH 的阈限值表每年复审、公布一次，它不是美国联邦政府的卫生标准，没有法律约束力。

3）容许接触限值（permissible exposure limit，PEL）。美国劳工部职业安全卫生管理局（occupational safety and health administration，OSHA）颁布的职业安全与卫生标准中采用的接触限值，按有害物质的作用特点分别规定了上限值或 8h 时间加权平均限值。此标准具有法律约束力。

4）容许浓度。日本产业卫生学会推荐的有害物质接触限值使用这个名称。此接触限值是按时间加权平均浓度规定的。

5）技术参考浓度（德文为 Technische Richtkonzentration，TRK）。

德国对某些致癌物所采取的办法是制订技术参考浓度作为防护措施和监测的依据。遵守 TRK 值的规定，只能减少而不能完全排除该物质对健康的危害。

6）保证健康的职业接触限值（health- based occupational exposure limit）。这是世界卫生组织（WHO）的一个专题工作组提出的一种职业接触限值。制订这种接触限值时，仅以毒性资料与工人健康状况资料为依据，而不考虑社会经济条件或工程技术措施等因素。不同国家可根据各自的国情加以修正，作为本国的实施性限值。

目前，我国车间空气中工业毒物卫生标准中规定的容许浓度有 3 种类型：最高容许浓度（maximum allowable concentration，MAC）、时间加权平均容许浓度（permissible concentration-time weighted average，PC-TWA）、短时间接触容许浓度（permissible concentration-short term exposure limit，PC-STEL）。最高容许浓度的含义如前所述，时间加权平均容许浓度是按 8h 工作日的时间加权平均浓度规定的容许浓度，短时间接触容许浓度的含义与 ACGIH 的短时间接触阈限值相同。

（2）制订原则。衡量一项卫生标准，不但要从制订标准的科学性上考虑，还要同时考虑标准的可行性。科学性上的考虑主要指医学上的可接受性，接触限值要对接触者的健康提供最大保障。在此前提之下，还要考虑执行此限值对社会和经济发展的影响。我国制订车间空气中有害物质接触限值的原则，是"在保障健康的前提下，做到经济合理，技术可行"，即安全性与可行性相结合。经济合理和技术可行均属于可行性问题，技术上的可行性指现有的技术发展水平能否达到，经济上的可行性则意味着执行该标准的工业企业在经济上是否负担得起。

（3）制订依据。车间空气中有害物质的职业接触限值一般是以下列资料为依据制订的：1）有害物质的物理和化学特性资料；2）动物实验和人体毒理学资料；3）现场职业卫生学调查资料；4）人群流行病学调查资料。

研究空气中有害物质接触限值的核心，就是从质和量两个方面深入研究该有害物质与机体之间相互关系，最终目的是确定一个安全合理的界限。换言之，就是在充分掌握有害物质作用性质的基础上，阐明其作用量与机体反应性质、程度和受损害个体在特定群体中所占比例之间的关系，即接触水平-反应关系（exposure-response relationship）。因此，在进行现场职业卫生调查与流行病学调查时，必须紧紧抓住接触水平-反应关系这一环节，才能使得到的资料为制订接触限值提供有力的依据。

（4）有害效应与保护水平。接触水平-反应关系资料是制订接触限位的重要依据。而制订接触限值时首先面临的则是选定以何种指标的改变作为有害效应，这直接关系到一个卫生标准的保护水平。

有害效应，是指研制职业接触限值时不得出现或控制其出现比率的机体反应或毒作用效应，而且常常根据有害作用的特点和出现的时序等来考虑。根据我国研制有害物质接触限值的实践经验，下列情况应看做是有害效应：呼吸道刺激效应；初期急性、慢性职业中毒或职业病；接触化学物所致早期临床征象，实验室检查结果有实质性意义的改变；因果关系较明确的职业性多发病；经排除混杂因素有显著意义的自觉症状持续性增高等。

所有卫生标准，其目标均在于限制对健康可能带来的危害。每项卫生标准均对接触者提供一定的保护水平。从另一个角度看，每项标准又都体现着某种可接受的危险度。有害物质接触限值的保护水平，是指在空气中有害物质的浓度不超出该限值的环境条件下，持续作业若干年，某种有害效应在接触人群中不至超过某一发生比率。职业接触限值的保护水平，是指保持在该接触限值的条件下，接触该有害物质的职业人群的健康保护所能达到的程度。保护水平的内涵，应包括三方面内容：什么样的健康效应及其容许出现的百分率，接触该有害因素的持续时间，被保护者在该职业人群中的比例。

8.2.2 生物接触限值

为监测作业者接触有毒物质的程度，通常是开展环境监测，测定作业地点空气中有毒物质的浓度。此法简便易行，是至今仍广泛采用的监测手段。然而，有毒物质的浓度在时间和空间上的分布常有变动，作业者的接触状况、个人防护也复杂多样，用环境监测有时很难反映工人的实际接触水平。生物监测是检测人体生物材料中有毒物质或其代谢、效应产物的量，与环境监测相比，有其独具的优越性：它不涉及空气采样的时间、地点问题，它可反映毒物在体内的总量或蓄积水平，尤其是对同时可经皮肤吸收的毒物提供了一种理想的监测途径，所检测的毒物、毒物代谢产物或效应产物的量，可用于估测对人体健康的危害。生物监测的局限性是：可开展生物监测的空气中有毒物质的种数目前还不多，有些有毒物质的代谢产物或出现的效应无特异性，监测结果的个体差异和随时间的变动较大，有些生物监测指标不易采样等。

生产环境中可能接触到的有毒物质并非都能制订生物接触限值，而需具备下述条件：有毒物质本身或其代谢产物可出现在生物材料中，可使某些机体组成成分在种类和数量上发生变动，能使生物学上有重要意义的酶的活性发生变动，能使容易定量测定的某些生理功能发生变动。

8.2.3 化学致癌物职业接触限值

在我国的（职业病范围和职业病患者处理办法的规定）中，已将职业肿瘤列入职业病名单。随着职业卫生监督工作的深入发展，致癌物卫生标准的研制也逐步完善。具体包括以其致癌性特征为依据，以控制职业性肿瘤发生为目标而制订的接触限值，为控制接触量等目的而在防护措施等方面规定的一系列要求。通常的处理办法为：（1）致癌物与非致癌物同样制订接触限值；（2）致癌物接触限值不作明确规定，另行颁布卫生法规；（3）对标记的致癌物规定接触限值。

这种卫生标准的内涵应更为广泛，除接触限值本身外，还应包括工程技术措施、个体防护、环境监测、健康监护、健康档案工作及其他卫生要求，以及该致癌物质是否属于禁止生产、禁止使用或限制使用等有关问题，在卫生标准中也应有所体现。

8.2.4 职业卫生标准的应用

制订、颁布、实施职业卫生标准，是改善作业环境，促进工人健康的重要保证。因此，标准一经批准发布，各级生产、建设、科研、设计管理部门和企业事业单位，都必须严格贯彻执行，任何单位不得擅自更改或降低标准。对因违反标准造成不良后果以至重大事故者，要根据情节轻重，分别予以批评、处分、经济制裁，直至追究法律责任。然而，要实现管理条例中的这一要求，尚需立法方面的依据和相应的保证。

车间空气中有害物质的 MAC 是衡量车间空气污染程度的尺度，是实施职业卫生监督的依据，是改善职业卫生条件的奋斗目标，但它不是安全与有害的绝对界限。它是一种限量标准，应当尽量降低空气中有害物质的浓度，而不应以达到卫生标准为满足。它又有别于立即危及生命或健康的浓度（immediately dangerous to life or health, IDLH），认为空气中毒物浓度超过 MAC 就应发出警报，采取紧急措施，疏散工作人员也是不现实的，没有根据的。当然，长期在超过 MAC 的条件下作业对健康会造成损害。车间空气中有害物质浓度是否超过 MAC，不能作为职业病诊断的依据。对于可经皮肤进入的毒物，即使空气中毒物的浓度低于 MAC，也难以保障工人健康，尚需注意皮肤防护。空气中同时存在数种毒物时，要依据它们之间联合作用的特点，采用不同的评价方法。

与某些欧美发达国家比较，我国已颁布 MAC 的车间空气中有害物质的数量还很有限，常不能满足实际工作的需要。借用国外职业接触限值作为参考标准，对于实施职业卫生监督、监测工作大有好处。但需注意的是，要弄清借用的是哪个国家或学术团体的标准，其接触限值所用的名称，其表示方法为平均浓度还是上限浓度，还要格外重视对其制订依据的检索，了解其科学基础、保护水平等。

8.3   作业场所通风

通风的任务是以通风换气的方法降低工作环境中有害物质的浓度，改善工作环境的空气环境和微小气候。概括地说，通风是把局部地点或整个房间内的污浊空气排至室外（必要时先经过净化处理），把新鲜（或经过处理）的空气送入室内，前者称为排风，后者称为进风。实现通风任务所需的设备、管道及其部件组成的整体称为通风系统。

8.3.1 通风的类型与要求

生产车间通风有许多种方式，可以根据不同的特点进行分类。

（1）按照车间通风的换气原则分类。按照车间通风的换气原则分类，可以分为全面通风、局部通风和混合通风。在整个车间内进行通风换气的方式称为全面通风，仅在车间局部地点进行通风的称为局部通风，两者兼有的称为混合通风。

（2）根据空气流动的动力分类。根据空气流动的动力不同，可以分为自然通风相机械通风。依靠室内外空气温差所造成的热压或室外风力造成的风压促使空气流动的通风方式称为有组织的自然通风；另一类自然通风仅仅是因室内外压差造成的通过门、窗、洞口及围护结构的缝隙和不严密处的通风，或穿堂风等称为无组织的自然通风。有组织的自然通风量可以通过设计计算来确定进、排风口的位置和面积以及通风量的大小，而无组织的自然通风目前还无法计算。

利用通风机提供空气流动动力的通风方式称为机械通风，通风机根据系统的不同可以采用离心风机或轴流风机。

（3）根据通风目的分类。根据通风目的的不同，可以分为送风通风和排风通风。将室外新鲜空气或室内的循环空气经处理后送入车间（或车间的工作地点）的通风方式称为送风通风，将室内空气或直接将有害物源散发出的污染空气排出车间外的通风方式称为排风通风。

在实践中，可以根据具体的要求进行不同通风方式的组合，最常见的有全面自然通风、局部机械送风和局部机械排风等。

8.3.2 自然通风

自然通风是以风压和热压作用使空气流动所形成的一种通风方式。即依靠室内外空气的温度差（实质是密度差）造成的热压，或者是室外风力造成的风压，使室内外的空气进行交换，从而改善室内的空气环境。自然通风不需要另外配置动力设备，特别是当生产场所有害气体、粉尘浓度较低或温、湿度较高时，是一种经济、有效的通风方法。通常用于有余热的房间，要求进风空气中有害物质浓度不超过车间工作地点空气中有害物质最高容许浓度的30%。其缺点是，无法处理进入室内的室外空气，也难于对从室内向室外排出的污浊空气进行净化处理；其次，自然通风量受室外气象条件影响，通风效果不稳定。当工艺要求进风需经过滤和处理时或进风能引起雾或凝结水时，不能采用自然通风。

8.3.2.1 自然通风的作用原理

如果建筑物外墙上的窗孔两侧存在压力差 ΔP，就会有空气流过该窗孔，空气流过窗孔时的阻力就等于 ΔP。

$$\Delta P = \xi \frac{v^2}{2} \rho \tag{8-1}$$

式中，ΔP 为窗孔两侧的压力差，Pa；v 为空气流过窗孔时的流速，m/s；ρ 为空气的密度，kg/m^3；ξ 为窗孔的局部阻力系数。

式（8-1）可改成：

$$v = \sqrt{\frac{2\Delta P}{\xi \rho}} = \mu \sqrt{\frac{2\Delta P}{\rho}} \tag{8-2}$$

式中，μ 为窗孔的流量系数，$\mu = \dfrac{1}{\sqrt{\xi}}$，$\mu$ 值的大小与窗孔的构造有关，一般小于1。

通过窗孔的空气量（m^3/s 或 kg/s）：

$$L = vF = \mu F \sqrt{\frac{2\Delta P}{\rho}} \tag{8-3}$$

$$G = L \cdot \rho = \mu F \sqrt{2\Delta P \rho} \tag{8-4}$$

式中，F 为窗孔的面积，m^2。

由式（8-4）可以看出，只要已知窗孔两侧的压力差 ΔP 和窗孔的面积 F，即可以求得通过该窗孔的空气量 G。要实现自然通风，窗孔两侧必须存在压力差，下面分析在自然通风条件下，ΔP 产生的原因和提高的途径。

8.3.2.2 热压作用下的自然通风

A   总压差的计算

室内、外空气温度不同时，由于空气的密度不同，在车间的进风孔洞及排风孔洞两侧均会造成一定的压力差。两者压差的绝对值之和称为总压差。图 8-1 给出车间的进、排风口布置情况及室内外参数。

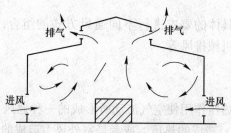

图 8-1   车间进、排风口的位置情况

设下部侧窗为 a，上部天窗为 b，两者的中心距为 h，室内空气平均温度及密度为 t_{pj} 和 ρ_{pj}，室外空气温度及密度为 t_w 和 ρ_w。窗孔外的静压力分别为 P_a、P_b，窗孔内的静压力分别为图 8-1 热压作用下的自然通风 P'_a 和 P'_b，当 $t_{pj}>t_w$，$\rho_{pj}<\rho_w$，可知窗孔 a 的内外压差为 $\Delta P_a = P'_a - P_a$；天窗 b 的内外压差为 $\Delta P_b = P'_b - P_b$，根据流体静力学原理有

$$\begin{cases} P_a = P_b + gh\rho_w \\ P'_a = P'_b + gh\rho_{pj} \end{cases}$$

所以，$\Delta P_a = P'_a - P_a = (P'_b + gh\rho_{pj}) - (P_b + gh\rho_w) = \Delta P_b - gh(\rho_w - \rho_{pj})$

即 $$\Delta P_b = \Delta P_a + gh(\rho_w - \rho_{pj}) \tag{8-5}$$

如果先把窗孔 b 关闭，仅打开窗孔 a，只要窗孔 a 两侧存在压差，空气将产生流动，最终导致 $P_a = P'_a$，即 $\Delta P_a = 0$ 由式（8-5）可以看出，此室外空气就会经窗孔 a 流入室内，直到窗孔 a 的进风量与窗孔 b 的排风量达到平衡时，室内静压才达到稳定。此时 $\Delta P_a < 0$，$\Delta P_b > 0$，空气将不断地从窗孔 a 进入室内，从窗孔 b 排至室外，达到通风的目的。

变换公式（8-5）得：

$$\Delta P_b + (-\Delta P_a) = \Delta P_b + |\Delta P_a| = gh(\rho_w - \rho_{pj}) \tag{8-6}$$

从式（8-6）看出，进风窗孔和排风窗孔两侧压差的绝对值之和与两窗孔的高差 h 及室内外空气密度差 $\rho_w - \rho_{pj}$ 成正比。两者之和等于 $gh(\rho_w - \rho_{pj})$，即总压差。它是空气在热压作用下流动的动力，称为热压。如果室内外没有空气温度差或者窗孔之间没有高差就不会产生热压作用下的自然通风。实际上，如果只有一个窗孔也仍然会形成自然通风，这时窗孔的上部排风，下部进风，相当于两个窗孔连在一起。

B   风压作用下的自然通风

a   空气流经建筑物的气流分布

室外气流吹过建筑物时，气流将发生绕流，经过一段距离后才恢复平行流动。在建筑物附近的平均风速是随建筑物高度的增加而增加的。迎风面的风速和风的紊流度会强烈影响气流的流动状况和建筑物表面及周围的压力分布，如图 8-2 所示。

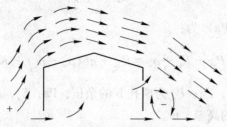

图 8-2 风压作用下的自然通风

由于气流的撞击作用，在迎风面形成一个滞流区，该处的静压力高于大气压力，处于正压状态，在正压区呈循环流动，在地面附近气流方向与主导风向相反。在一般情况下，风向与该平面的夹角大于 30℃时，会形成正压区。

室外气流绕流时，在建筑物的顶部和后侧形成弯曲循环气流。屋顶上部的涡流区称为回流空腔，建筑物背风面的涡流区称为回旋气流区。这两个区域的静压力均低于大气压力，形成负压区，我们把这个区域称为空气动力阴影区。空气动力阴影区覆盖着建筑物下风向各表面（如屋顶、两侧外墙和背风面外墙），并延伸一定距离，直至气流尾流区。

和远处未受扰动的气流相比，由于风的作用在建筑物表面所形成的空气静压力变化称为风压。

b 风压值的计算

某一建筑物周围的风压分布与该建筑的几何形状和室外的风向有关。风向一定时，建筑物外因结构上某一点的风压（Pa）可用下式表示：

$$P_f = K \frac{v_w^2}{2} \rho_w \tag{8-7}$$

式中，K 为空气动力系数；v_w 为室外空气流速，m/s；ρ_w 为室外空气密度，kg/m³。

K 值为正，说明该点的风压为正值，K 值为负，说明该点的风压为负值。不同形状的建筑物在不同方向的风力作用下，空气动力系数分布是不同的。空气动力系数要在风洞内通过校型试验求得。

C 风压、热压同时作用下的自然通风

某一建筑物受到风压、热压同时作用时，外围护结构各窗孔的内、外压差就等于风压、热压单独作用时窗孔内外压差之和，也就等于各窗孔的余压和室外风压之差。

对于图 8-3 所示的建筑，窗孔 a 的内外压差（Pa）为：

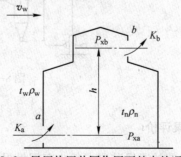

图 8-3 风压热压共同作用下的自然通风

$$\Delta P_{\mathrm{a}} = P_{\mathrm{xa}} - K_{\mathrm{a}} \frac{v_{\mathrm{w}}^2}{2} \rho_{\mathrm{w}} \qquad (8-8)$$

窗孔 b 的内外压差（Pa）为：

$$\Delta P_{\mathrm{b}} = P_{\mathrm{xb}} - K_{\mathrm{b}} \frac{v_{\mathrm{w}}^2}{2} \rho_{\mathrm{w}} = P_{\mathrm{xa}} + gh(\rho_{\mathrm{w}} - \rho_{\mathrm{n}}) - K_{\mathrm{b}} \frac{v_{\mathrm{w}}^2}{2} \rho_{\mathrm{w}} \qquad (8-9)$$

式中，P_{xa} 为窗孔 a 的余压，Pa；P_{xb} 为窗孔 b 的余压，Pa；K_{a}，K_{b} 为窗孔 a 和 b 的空气动力系数；h 为窗孔 a 和 b 的高差，m。

由于室外风的风速和风向是经常变化的，不是一个稳定因素。为了保证自然通风的设计效果，根据采暖通风和空气调节设计规范的规定，在实际计算时仅考虑热压的作用，风压一般不予考虑。但是必须定性地考虑风压对自然通风的影响。

8.3.3　机械通风

依靠通风机作用使空气流动，造成房间通风换气的方法，称为机械通风。由于风机的风量和风压可以根据需要确定，这种通风方法能保证所需要的通风量，控制房间内的气流方向和速度，对进风和排风进行必要的处理，使房间空气达到所要求的参数。机械通风可根据不同要求提供动力，能对不同成分的空气进行加热、冷却、加湿、净化处理，并将相应设备通过风道网管连接起来组成完整的机械通风系统。

机械通风方法有着广泛的应用，其适用于：（1）有强大热辐射源，全面自然通风不能满足要求的工作岗位，如浇铸、轧钢岗位；（2）有特殊生产要求，需要空气调节的车间，如纺织厂的细纱车间。

图 8-4 所示是从几个局部地点将有害气体排走；图 8-5 所示是通风除尘系统，也可以用来回收粉料，如回收面粉、金属粉末等；图 8-6 和图 8-7 分别为全面机械排风和全面机械送风系统。

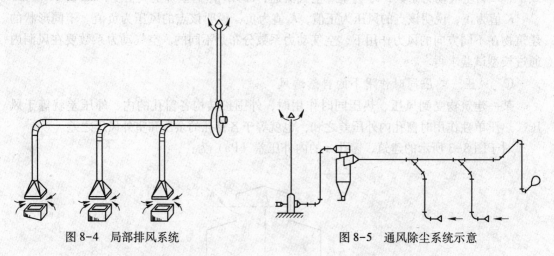

图 8-4　局部排风系统　　　　　图 8-5　通风除尘系统示意

8.3.4　通风装置的选择和效果评价

根据有害物的特性选择相应的通风装置。粉尘车间最根本的措施是工艺改革、改善或

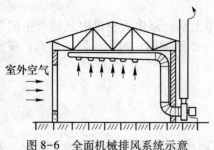

图8-6　全面机械排风系统示意

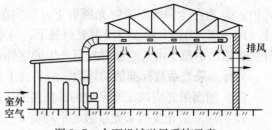

图8-7　全面机械送风系统示意

更新生产设备。此外，采用局部排风也很重要。存在有害气体或蒸气的车间，首先要消除生产设备中的跑、冒、滴、漏现象，用无毒或低毒的原料代替高毒的原料，将产生有害物质的生产工序密闭或部分密闭，并采用局部通风。根据生产工艺特点和卫生要求，可选用通风柜、外部排风罩或槽边排风罩。高温作业车间，则采取通风降温措施，应根据车间面积、热源特点、操作人数及生产工艺特点，选用挡风板、避风帽、空气淋浴及空气调节等各种通风降温设备。

　　生产场所通风的效果评价，是为了通过对通风系统的设计及运行效果的评价和对设置通风设备后车间作业环境的卫生学评价，以便发现问题，采用相应的改进措施。

　　生产场所通风的效果评价主要内容包括：采用通风设备前后车间气象条件（空气温度、湿度、风速等）的改善，工人作业地带或车间内空气中粉尘浓度和有害物质浓度的变化，通风设计是否合理、装置是否合理安全及有无不良影响等，同时测定通风系统的风量和排风罩口或送风口的风速或对人体的送风气流速度。

8.4　作业场所采光与照明

8.4.1　采光

8.4.1.1　采光的分类
（1）顶部采光。顶部采光是指在厂房顶部开窗的采光形式，常用矩形天窗。平天窗和锯齿天窗顶部采光时，厂房中间部分照度较大，向边缘逐渐降低。

　　（2）侧面采光。侧面采光是指在厂房一侧或两侧开窗的形式，侧面采光时，照度随厂房进深很快衰减，只能保证有限的进深照度。而两侧采光的工作面多集中在中间部分，自然照度降低，故厂房的进深一般不宜超过窗高（从窗上沿到地面高度）的2倍。

　　（3）混合采光。混合采光指同时利用侧窗和天窗的采光形式。此种采光可增加厂房中间部分和离侧窗较远域的照度。使光照更均匀。

8.4.1.2　采光系数
由于室外照度经常变化，可影响室内照度的稳定，故对采光量不能用照度的绝对值表示，而用照度的绝对值即采光系数（C）表示，GB/T 50033—2001《建筑采光设计标准》中，就是以采光系数C作为采光设计的数量标准。可用照度计同时测得室内和室外的照度，然后用下式计算采光系数：

$$C = E_n / E_w \times 100\%$$

式中，E_n 为在全阴天空漫射光照射下，室内给定平面上某一点由天空漫射光所产生的照度（lx）；E_w 为在全阴天空漫射光照射下，与室内某一点照度同一时间、同一地点，在室外无遮挡水平面上由天空散射光所产生的室外照度（lx）。

另外，采光系数标准值的选取，应符合下列规定：

（1）侧面采光应取采光系数的最低值 C_{min}。

（2）顶部采光应取采光系数的平均值 C_{av}。

（3）对兼有侧面采光和顶部采光的房间，可将其简化为侧面采光区和顶部采光区，并应分别取采光系数的最低值和采光系数的平均值。

8.4.2　照明

人们在生产劳动过程中，通过视觉功能才能认出和了解物体的形状、大小、位置等。从外界所获得的信息量中约有 80% 是由视觉得到的。而视觉的形成有赖于光线的刺激，使眼镜对被看对象产生反映。照明系指在天然光（如夜班，矿井、隧道、地下室）或天然光不足以及需要高照度的作业，为从事正常生产活动和保证作业安全而采用人工光源的一种形式。照明可依据作业的具体需要加以调节、改变，应用十分方便，在生产性照明中占有十分重要的地位。

8.4.2.1　照明的基本物性指标

A　光源强度、照度及亮度的定义及单位

涉及光性质的物理指标很多，主要有光流量、光强、光亮度、照度、对比度、反射系数等。

光源强度（即光度）：一种光源所能产生的光线的强度称为光源强度（I），单位为 cd（坎德拉）。1cd 的光源放在半径 1m 的圆球中心处，通过该球面每平方米的光流量为 1lm。所以有：总光流量＝光强×球面积。

照明强度（简称照度）：物体表面所受到照射光或投射光线的强度称为照明强度，简称照度，单位为 lx（勒克斯）。1lx 是 $1m^2$ 面积上均匀分布 1lm 光流量的照度。故有：

照度＝平面上的光流量/该平面的面积

亮度：投射到物体的光线，一部分被物体透过或吸收，一部分被物体表面反射，物体单位面积所反射光线的多少，称为物体的亮度（L）。

反射系数：表示物体表面反射光流量占投射到物体表面上总光流量的比例，即

反射系数＝物体表面反射光流量/物体表面投射光流量

吸收系数：表示物体表面吸收光流量占投射到物体表面上总光流量的比例，即

吸收系数＝物体表面吸收光流量/物体表面投射光流量

透过系数：表示透过物体的光流量占投射到物体表面上总光流量的比例，即

透过系数＝透过物体的光流量/物体表面投射光流量

B　光源强度、照度与亮度的关系

物体表面上的照度，取决于光源的强度、物体与光源的距离及光线投射于物体的角度。物体表面的照度（E）、光源的光强（I）、光线投射角（α）及光流至物体表面的距离（r）的关系式为：

$$E = \frac{I \times \cos\alpha}{r^2}$$

物体亮度取决于物体的照度及物体的反射系数。同一物体，其亮度与照度成正比，照明强度越大，物体的亮度也越大。而物体的反射系数因各种物体的颜色及性质而异。

8.4.2.2 照明的分类及特点

生产场所中使用的照明有自然照明、人工照明及综合照明（前二者并用）三种。

（1）自然照明。它是以天然光线作为光源，是一种最经济也是最良好的照明方式。自然光柔和明亮，使人眼感到舒适，加之光谱中的紫外线对人体健康有益，同时又可节约能源，因此在设计照明时，应尽量考虑最大限度地利用自然采光。

自然照明的缺点：在时间和空间上常不能保证有足够的均匀性，有时不能满足每个工作面所需要的照度；有时因直射阳光刺激可引起眩目。

（2）人工照明。它是指在天然采光不足或不能利用阳光的时间（如夜班）、场所（如矿井、隧道、地下室等）和需要高照度的作业（如精密作业），为从事生产活动或保证作业安全而采用人工光源的一种形式。

人工照明应选择接近自然光的人工光源，常用的有荧光灯、白炽灯、高强度气体放电灯（高压钠灯、荧光高压汞灯、金属卤化物灯）等。

人工照明按照射范围可以分为五种：一般照明、局部化照明、局部照明、混合照明和特殊照明。

（3）综合照明。这种照明是在自然照明的基础上加上人工照明以满足工作面上所需照度的一种方式。这种照明方式既能达到充分利用自然光的目的，又考虑到自然照明的不足，并选用适当的人工照明加以补充。目前现代化的生产厂房都选用综合照明方式，同时按照一年四季及一天中早、中、晚自然光变化规律配置可调式人工照明系统，使得生产照明系统设置更加合理、高效、灵活、健康。

8.4.2.3 照明的基本要求

工业照明的目的主要有三个方面：（1）提高劳动生产率；（2）确保安全生产；（3）创造舒适的视觉环境。由于工业生产种类繁多，不同的工种其工作对象、操作方法、工作环境等差别很大，因而对照明的具体要求也各不相同，但从安全和卫生学的观点来看，良好的照明应满足如下要求。

（1）合适的亮度以及避免眩光。

人眼能感觉到的最小亮度是 $1 \times 10^{-6} \mathrm{cd/m^2}$，视觉达到最大灵敏度时的亮度约为 $1 \times 10^{4} \mathrm{cd/m^2}$。在一般情况下，卫生学上允许的最大亮度是 $5000 \sim 7500 \mathrm{cd/m^2}$。

眼睛具有高度的适应能力，短时间内可以忍受很高的亮度。但当亮度大于 $1 \times 10^{4} \mathrm{cd/m^2}$ 时，由于光对视觉细胞的刺激作用太强，灵敏度反而下降，因此亮度并非越大越好。当亮度超过 $(1.5 \sim 1.65) \times 10^{5} \mathrm{cd/m^2}$ 时，无论是光源还是物体表面的反射光，均能破坏眼睛的正常视觉机能，这种现象成为炫目。能引起炫目的光源称为眩光。

眩光一般来自工作区附近的强烈光源，太阳的直射光以及光滑表面的反射光。工作场所中眩光的存在对视觉是非常有害的，轻则使人产生不舒适感，重则能损害视觉功能甚至能引起各种眼病。因此，工作场所内必须防止出现眩光，可采取以下三方面的措施：

1）限制光源亮度。炫目作用除了与光源本身亮度有关，还与环境背景亮度有关。当环境亮度很低时，亮度不到 $1 \times 10^4 \mathrm{cd/m^2}$ 的光源也能产生炫目作用。

2）采用适当的悬挂高度和必要的保护角。通常光源位于水平视线以上 45℃ 范围以外，炫目作用就比较微弱，超过 60℃ 就不会产生炫目作用。但光源位置较低处于视野内时，则必须加灯罩遮光，以形成保护角。

3）合理分布光源。对于炫目光源应尽可能不要布置在工作区的正常视野内，对于反射眩光，首先应避免使用高反射性的工作面。

（2）均匀的照度与亮度分布。在工业照明设计中，除了工作面上的照度必须符合要求外，还要求工作场所的照度要比较均匀。尤其是单独采用一般照明的工作场所，要求工作区内最大。

（3）照度的稳定性。工作场所照度的稳定与否，主要取决于电压的变化，要求照明的供电电压应保持相对稳定。另外，要求工作场所内的照明灯具，最好固定安装。采用悬吊灯照明时，应避免吊灯摆动，否则极易造成视错觉而导致事故。

（4）设置应急照明。应急照明是在正常照明系统由于各种原因熄灭时，能迅速点燃并独立工作的辅助照明系统。应急照明包括备用照明、安全照明和疏散照明。

8.4.2.4　光源选择

常选用与天然光接近的光源，如白炽灯、卤钨灯、荧光灯、荧光高压汞灯、长弧氙灯，也可采用高压钠灯金属卤化物灯。应该根据照明要求和使用场所的特点选择光源。

（1）照明开光频繁或因频闪效应影响视觉效果以及需要防止电磁波干扰的场所，宜采用白炽灯或卤钨灯。

（2）识别颜色要求高的场所，宜采用日光灯荧光灯、白炽灯或卤钨灯。

（3）震动较大的场所，宜采用荧光高压汞灯或高压钠灯。

（4）需要大面积照明并具有高挂条件的劳动场所，宜采用长弧氙灯或金属卤化物灯。

（5）在同一场所内，当一种光源的光色不能满足生产要求时，可用两种以上的混合光源。

8.4.2.5　卫生标准

主要参考 GB 50034—2013《建筑照明设计标准》，其中规定了工业建筑一般照明标准。标准中将工业建筑按照机、电、电子、木业和家具制造等 15 个行业分类，按房间或场所划分不同等级的照明标准，截取部分数据，见表 8-2。

表 8-2　工业建筑一般照明标准值（机、电工业部分节选）

房间或场所		参考平面及其高度	照度标准值/lx	UGR（统一眩光值）	U_0（照度均匀度）	R_a（显色指数）	备注
机械加工	粗加工	0.75m 水平面	200	22	0.40	60	可另加局部照明
	一般加工公差≥0.1mm	0.75m 水平面	300	22	0.60	60	应加局部照明
	精密加工公差<0.1mm	0.75m 水平面	500	19	0.70	60	应另加局部照明
机电仪表装配	大件	0.75m 水平面	200	25	0.60	80	可另加局部照明
	一般件	0.75m 水平面	300	25	0.60	80	可另加局部照明
	精密	0.75m 水平面	500	22	0.70	80	应另加局部照明
	特精细	0.75m 水平面	750	19	0.70	80	应另加局部照明

注：需增加局部照明的作业面，增加的局部照明照度值宜按该场所一般照明照度值的 1.0~3.0 倍选取。

8.4.2.6　眩光限制和照度均匀度

为控制工作面上的眩光，保证有良好的照度均匀度，GB 50034—2013《建筑照明设计标准》中规定长期工作或停留的房间或场所，选用的直接型灯具的遮光角必须满足表8-3中的要求。

表 8-3　直接型灯具的遮光角

光源平均亮度/kcd·m^{-2}	遮光角/(°)	光源平均亮度/kcd·m^{-2}	遮光角/(°)
1~20	10	50~500	20
20~50	15	≥500	30

防止或减少光幕反射和反射眩光应采用下列措施：

（1）应将灯具安装在不易形成眩光的区域内。

（2）可采用低光泽度的表面装饰材料。

（3）应限制灯具出光口表面发光亮度。

（4）墙面的平均照度不宜低于50lx，顶棚的平均照度不宜低于30lx。

另外，有视觉显示终端的工作场所，在与灯具中垂线成65°~90°范围内的灯具平均亮度限值应符合的要求见表8-4。

表 8-4　灯具平均亮度限值 （cd/m^2）

屏幕分类	灯具平均亮度限值	
	屏幕亮度大于200cd/m^2	屏幕亮度小于200cd/m^2
亮背景暗字体或图像	3000	1500
暗背景亮字体或图像	1500	1000

8.4.2.7　照明对人体健康的影响

（1）对生理功能的影响。光对人的生理作用是多方面的。光主要通过神经系统来影响机体整个内部环境。眼睛对可见光的刺激与反应是很敏感的，甚至很小的刺激就可引起大脑皮质的兴奋过程并形成条件反射。光也可以通过自主神经系统影响物质代谢过程。

（2）对心理和情绪的影响。光作为一种信号能显著地作用于人的大脑皮层，直接影响人们的心理活动、情绪状态。如黑暗的环境使人们心情沉闷、阴郁、不安和恐慌，明亮的环境使人心情豁然开朗、兴奋愉快、精神振奋。光色不同其心理作用及感情效果也不一样。光的波长不同，表现出完全相反的感情效果，中等波长的黄绿色光产生最舒适的感情。此外，色序不同，轻重感也各异，因此常利用光色作为安全标志。

（3）对人的行为的影响。工作场所的照度适宜可以增加工人的辨识能力，有利于辨别物体高低、深浅、颜色以及相对位置，还可以扩大视野，有利于增加判断反应时间，减少失误判断。相反，照明质量差，照度水平低，则人观察事物吃力，增加能量消耗，恶化眼的调试和会聚能力。

8.5   职业人群的健康促进

8.5.1   健康促进与职业健康促进

健康促进（health promotion）早在 20 世纪 20 年代已见于公共卫生文献，随着疾病谱的变化，不良的生活方式和环境的变化已成为许多疾病重要的危险因素，健康促进越来越受到人们的重视，随之提出了关于健康促进的种种概念。目前国际上比较公认的有两种定义，其一是 1986 年在加拿大渥太华市召开的第一届国际健康促进大会发表的《渥太华宪章》中指出的"健康促进是促进人们维护和改善自身健康的全过程，是协调人类和环境的战略，规定个人和社会对健康各自所负的责任。"另一定义是劳伦斯格林教授等提出的"健康促进是指一切能促使行为和生活条件向有益于健康改变的教育与生态学支持的综合体"。

与传统的健康教育比较，健康促进更强调主观参与和客观支持，是包括健康教育在内的、能促进行为、环境改变的组织、法律、政策和社会支持的一切活动的全过程。在我国，中国健康促进与教育协会❶是全民健康促进与教育的非营利性机构。健康促进和健康教育两者之间的关系可概括为：

（1）健康教育要求人们通过自身认知、态度、价值观和技能的改变而自觉采取有益于健康的行为和生活方式。因此，从原则上讲，健康教育最适于改变自身因素即可改变行为的人群；而健康促进是在组织、政策、经济、法律上提供支持环境，它对行为改变有支持性或约束性。

（2）健康教育作为健康促进的重要组成部分，与健康促进一样，不仅涉及整个人群，而且涉及人们社会生活的各个方面。在疾病三级预防中健康促进强调一级预防甚至更早阶段。

（3）健康教育是健康促进的核心，健康促进需要健康教育的推动和落实，营造健康促进的氛围，没有健康教育，健康促进就缺乏基础，而健康教育必须有环境、政策的支持，才能逐步向健康促进发展，否则其作用会受到极大的限制。

（4）与健康教育相比，健康促进融客观支持与主观参与于一体，健康促进包括健康教育和环境支持，健康教育是个人与群体的知识、信念和行为的改变。

职业人群约占全世界人口的 50%～60%，是社会上最活跃的一个群体。世界卫生组织（WHO）和国际劳工组织（ILO）对职业卫生与安全工作提出 5 项原则：（1）健康保护与预防原则，指保护职工健康不受作业环境中有害因素的损害；（2）工作适应原则，作业本身与作业环境适合职工的职业能力；（3）健康促进原则，优化职工的心理行为、生活及作业方式与社会适应状况；（4）治疗与康复原则，减少工伤、职业病与工作有关疾病所致不

---

❶ 中国健康促进与教育协会（China association of health promotion and education）是全国各界健康教育工作者自愿结成的非营利性专业学术团体，是由卫生部主管，并在民政部登记的国家一级协会。本会的主要任务是：团结全国健康教育工作者，动员协调社会各界共同参与健康促进与健康教育，通过开展有关健康促进与教育的公益事业、组织经常性的学术活动、编辑出版健康促进与健康教育的会刊与图书，发展和推动我国的健康促进与健康教育事业，为提高全民族的健康素质贡献力量。

良后果；（5）初级卫生保健原则，即就近为职工提供医疗与预防的一般卫生保障服务。上述原则体现了对职业人群保护和健康促进的全面职业健康服务。

职业人群作为社会群体，它面临与一般人群相同的公共卫生问题的挑战。而作为某一特定职业群体，又受到诸如化学性、物理性、生物性职业危害因素（occupational hazards）以及职业心理紧张（job stress）等因素的威胁。

职业健康促进是一项完整的系统工程，它涵盖对职工的职业性与非职业性健康问题的思考，激发政府、企业的承诺和职工的参与，兼顾行为的矫正和环境改造的综合干预，从而构成一个多方协作的职业卫生与安全的服务管理体系。健康促进的一般程序包括企业的作业环境及职工行为"诊断"，评估影响企业职工生命质量的主要因素及职业卫生需求状况，从而确定在职业人群中开展健康教育的目标，设计健康促进干预方案，并实施、监测和进行效果评价，构成完整的职业健康促进系统工程。

8.5.2 职业健康促进的规划

职业健康促进的规划主要包括以下 7 个方面的内容。

（1）职业人群健康问题分析。

1）找出调查范围内职业人群健康与疾病方面的主要问题；2）找出与健康问题相关的社会环境因素，包括人口、经济、文化、卫生服务、政策、生产、生活等；3）重点受累人群及特征。

（2）行为问题分析。

1）职业健康问题是否与行为因素有关；2）行为发生的频率；3）行为的可变性（高可变性和低可变性）。

（3）资源分析。

1）人力资源；2）物力资源；3）财力资源；4）政策资源；5）时间；6）信息。

（4）确定优先项目。

1）健康或疾病问题的重要性；2）行为的可变性；3）评估优先项目。

（5）确定目标。

1）总体目标，计划理想的最终结果；宏观、长远、不需量化，总体方向；2）具体目标，总体目标的进一步明确，具体、量化指标，归纳为 5 个英文字母（S：special 具体的；M：measurable 可测量的；A：achievable 可完成的；R：reliability 可信的；T：time bound 有时间性的）。

（6）制定传播、教育、策略和实施计划干预。

1）确定与分析目标人群：一级目标人群——直接干预对象，如"控烟"为吸烟者；二级目标人群——直接利益/重要影响，如配偶/父母；三级目标人群——受信赖/尊敬、影响 KABP，如医务人员、亲友、宗教领袖/德高望重老人；四级目标人群——支持作用，如地方政府领导（开发领导层）。

2）制定干预策略：健康教育策略——人际传播/大众传播；社会策略——政策、法规；环境策略——"禁烟区"。

3）实施人员和实施机构。

4）设计活动的日程。

（7）制定评价计划。

1）方法；2）指标；3）工具；4）实施人员；5）时间；6）内容。

8.5.3　职业健康促进的评价

采用科学可行的方法，收集真实完整的信息，对职业健康促进活动的计划、措施、方法、活动效果进行系统的评估，并与某种标准进行比较，描述和解释活动的规划、计划过程和成效，为改善活动的决策提供依据。

（1）过程评价。在健康促进活动过程中进行，贯彻计划执行的全过程。过程评价是根据项目目标和计划设计，系统地考察项目的执行过程，并与项目计划进行比较，对项目的执行情况作出结论。

过程评价是监督项目执行的必要措施，应与项目管理工作结合起来。有计划、常规性进行，通过简单的观察性分析，掌握项目的执行情况，了解阻碍项目实施的原因，根据项目设计和目标及时调整项目计划，保障项目质量。

（2）效果评价。评估健康教育活动导致目标人群相关行为及其影响因素的变化，评价的焦点在于活动对目标人群知识、态度、行为的直接影响。

是否进行效果评价要考虑4方面的因素：1）项目是否产生了明确的影响，是否进行效果评价；2）考察项目的规范性和成熟性，项目的环境是否适合做效果评价；3）是否有足够的资源。4）评价项目取得的成效，确定项目目标实现程度。

8.5.4　职业健康促进的现状及发展趋势

目前我国职业健康促进的发展状况并不乐观，在整个健康促进体系中处于比较落后的状态。这是由于我国不同地区、不同行业、不同企业之间的经济发展水平、科学技术水平、职工文化素质水平等的差异造成的。要在短时期内消除这种差异，在工矿企业中广泛开展健康教育与健康促进也不现实。

在这种情况下，针对不同层次的企业开展有针对性的健康教育活动不失为一种有效的方法。大部分个体经济、私营企业和乡镇企业只能开展以职业危害和职业卫生防护为主的卫生宣教活动，具有一定规模和生产水平的企业则可根据实际情况开展健康教育、健康促进活动。建立工作场所健康促进的典型案例，将对我国工作场所健康促进的开展起到积极的推动作用。

目前，我国工作场所健康促进活动仍以公共卫生机构和医疗机构为主，如何动员企业将健康促进纳入自身发展规划，将是今后职业健康促进工作的重点，也是保持职业健康促进可持续发展的根本。职业健康促进工作是一项系统工程，需要长期坚持，通过多种手段将健康促进工作变被动为主动，赢得企业的支持，才是搞好职业健康促进工作的关键。

8.6　个体防护

个人防护用品是指在劳动生产过程中使劳动者免遭或减轻事故和职业危害因素的伤害而提供的个人保护用品，直接对人体起到保护作用；与之相对的是工业防护用品，间接对人体起到保护作用。

8.6.1 个体防护用品的选用原则与标准

（1）根据工作场所有害因素进行选用。

1）粉尘有害因素。在 GBZ 2—2007《工作场所有害因素职业接触限值》中规定有 47 种粉尘，这些粉尘都是对人体健康有损害的，工作场所环境空气中粉尘超过限值，应采用防颗粒物的呼吸器，其中自吸过滤式防颗粒物呼吸器产品应符合 GB 2626—2006《呼吸防护用品——自吸过滤式防颗粒物呼吸器》标准要求（2006 年 12 月 1 日实施）。送风过滤式产品应符合 LD6—1991《电动送风过滤式防尘呼吸器通用技术条件》等标准。

2）化学性有害因素。在 GBZ 2—2007《工作场所有害因素职业接触限值》中规定有毒物质有 339 种，凡是作业场所超过限值，除采取防毒工程技术措施外，还应提供个人防护用品。这些防毒呼吸用品，应符合 GB 2890—2009《过滤式防毒面具通用技术条件》、GB 8159—2011《矿用一氧化碳过滤式自救器》等标准；供气式防毒用品应符合 GB/T 17556—2007《自给开路式压缩空气呼吸器》标准要求。

3）物理有害因素。工作场所物理有害因素包括电离辐射暴露限值、高温作业分级、激光、局部振动、煤矿井下采掘作业地点气象条件，体力劳动强度分级标准，体力作业时心率和能量消耗的生理限值及紫外辐射、红外辐射、噪声级限值等在 GBZ 1—2010《工业企业设计卫生标准》和 GBZ 2—2010《工业场所有害因素职业接触限值》中都有规定。针对不同的有害因素，可选用相应的防护用品，如防紫外、红外辐射伤害的护目镜和面具、焊接护目镜产品应符合 GB/T 3609.1—2008《职业眼面部防护 焊接防护 第 1 部分：焊接防护具》焊接眼面防护具的要求；高温辐射场所选用阻燃防护服应符合 GB 8965—2009《防护服装 阻燃防护》的要求。

有静电和电危害的作业场所应选用防静电工作服和防静电鞋，产品应符合 GB12014《防静电服》要求和 GB4385《防静电鞋、导电鞋技术要求》要求；防止电危害应选用带电作用屏蔽服或高压静电防护服以及电绝缘鞋（靴）、电绝缘手套等防护用品，其产品应符合 GB 6568.1—2000《带电作业用屏蔽服装》、GB 18146—2000《大麻纤维》、GB 12011—2009《足部防护 电绝缘鞋》和 GB 17622—2008《带电作业用绝缘手套》等标准要求。

有机械、打击、切割伤害的作业场所，应选用安全帽、安全鞋和防护手套、护目镜等防护用品，并符合国家标准要求。

4）生物性有害因素。如接触皮毛、动物引起的炭疽杆菌感染、布氏杆菌感染、森林采伐引起的脑炎病菌感染，医护人员接触患者引起细菌、病毒性感染。在这些场所选用呼吸防护品时，产品应符合 GB 19083—2010《医用防护口罩技术要求》，选用防护服产品应符合 GB 19082—2009《医用一次性防护服技术要求》。

（2）根据作业类别选用。在 GB/T 11651《劳动防护用品选用规则》中对 39 种作业规定了如何选用防护用品，例如高处作业（如建筑安装架线、高崖作业旁悬吊、涂装货物堆垒）应选用安全帽、安全带和防滑工作鞋，存在物体坠落、撞击的工作（如建筑安装、冶金、采矿、钻探、造船、起重、森林采伐）应选用安全帽和安全鞋。

（3）根据工作场所有害因素的测定值选用。如果工作场所粉尘浓度较低，选用随弃或者防颗粒物呼气器级别 KN95 即可；如粉尘属石棉纤维，则应选用 KN100 的呼吸器

（可更换式半面罩或全面罩）；如工作场所的有害物质是缺氧（空气中氧含量低于18%）或剧毒品，等浓度很高危及生命时，则应选用隔离式空气呼吸器或氧气呼吸器等防护用品。

（4）根据有害物对人体作用部位进行选用。如果有害物会伤害头部、耳、眼面、呼吸、手臂、身体、皮肤、足部等部位，应根据不同部位进行相对应防护用品的选用。

（5）根据人体尺寸进行选用。个人使用的防护用品只有与个人尺寸相匹配才能发挥最好的防护功能，因此，在选用个人防护用品时应有不同型号供使用者使用。

劳动防护用品不是可有可无的用品，它是保障从业人员安全和健康的最后一道防线，用人单位应遵守国家法规，为从业人员配发劳动防护用品，选用有工业生产许可证和安全标志的产品，选用符合国家标准或行业标准要求的产品。

8.6.2　主要防护部位介绍

（1）头部防护。头部防护是指从2~3m以上高处坠落时对头部造成的伤害，以及日常工作中对头部的伤害，主要产品有安全帽、安全头盔。按材质分为玻璃钢安全帽、ABS安全帽和PE安全帽。

（2）呼吸防护。呼吸防护主要分为过滤式和隔绝式两大类。过滤式呼吸防护用品是依据过滤吸收的原理，利用过滤材料滤除空气中的有毒、有害物质，将受污染空气转变为清洁空气供人员呼吸的一类呼吸防护用品，如防尘口罩、防毒口罩和过滤式防毒面具。隔绝式呼吸防护用品是依据隔绝的原理，使人员呼吸器官、眼睛和面部与外界受污染空气隔绝，依靠自身携带的气源或靠导气管引入受污染环境以外的洁净空气为气源供气，保障人员正常呼吸和呼吸防护用品，如隔绝式防毒面具、生氧式防毒面具、长管呼吸器及潜水面具等。过滤式呼吸防护用品的使用要受环境的限制，当环境中存在着过滤材料不能滤除的有害物质，或氧气含量低于18%，或有毒有害物质浓度较高（大于1%）时均不能使用，这种环境下应用隔绝式呼吸防护用品。

（3）眼部防护。用以保护作业人员的眼睛、面部，防止外来伤害。如焊接用防护眼镜、炉窑用防护眼镜、防冲击防护眼镜、微波防护眼镜、激光防护镜以及防X射线、防化学、防尘等防护眼镜。

（4）听力防护。是指长期在90dB(A)以上或短时在115dB(A)以上环境中工作时受到的伤害的防护。听力防护具有耳塞、耳罩和帽盔三类。听力保护系列产品有：低压发泡型带线耳塞、宝塔形带线耳塞、带线耳塞、圣诞树形耳塞、圣诞树形带线耳塞、带线型耳塞、经济型挂安全帽式耳罩、轻质耳罩、防护耳罩。

（5）脚部防护。脚部防护是指在工作中保护足部免受伤害。

（6）手部防护。手部保护是指在工作中保护手部免受伤害，主要有耐酸碱手套、电工绝缘手套、电焊手套、防X射线手套、石棉手套、耐高温手套、防割手套、丁腈手套等。金佰利（Kimberly）等国际知名厂商生产的产品是时下防护的主流用品。

（7）身体防护。用于保护职工免受劳动环境中的物理、化学因素的伤害。主要分为特殊防护服和一般作业服两类。

（8）防坠落具。用于防止坠落事故发生。主要有安全带、安全绳和安全网。

（9）护肤用品。用于外露皮肤的保护。分为护肤膏和洗涤剂。

8.6.3 个体防护用品的种类用途

（1）防护服。

1）白帆布防护服能使人体免受高温的烘烤，并有耐燃烧的特点，主要用于冶炼、浇注和焊接等工种。

2）劳动布防护服对人体起一般屏蔽保护作用，主要用于非高温、重体力作业的工种，如检修、起重和电气等工种。

3）涤卡布防护服能对人体起一般屏蔽防护作用，主要用于后勤和职能人员等岗位。

（2）防护手套。

1）厚帆布手套多用于高温、重体力劳动，如炼钢、铸造等工种。

2）薄帆布、纱线、分指手套主要用于检修工、起重机司机和配电工等工种。

3）翻毛皮革长手套主要用于焊接工种。

4）橡胶或涂橡胶手套主要用于电气、铸造等工种。

戴各种手套时，注意不要让手腕裸露出来，以防在作业时焊接火星或其他有害物溅入手套内造成伤害；操作各类机床或在有被夹挤危险的地方作业时严禁戴手套。

（3）防护鞋。

1）橡胶鞋有绝缘保护作用，主要用于电力、水力清砂、露天作业等岗位。

2）球鞋有绝缘、防滑保护作用，主要用于检修、起重机司机、电气等工种。

3）钢包头皮鞋用于铸造、炼钢等工种。

（4）安全帽。

1）帽内缓冲衬垫的带子要结实，人的头顶与帽内顶部的间隔不能小于 32mm。

2）不能把安全帽当坐垫用，以防变形，降低防护作用。

3）发现帽子有龟裂、下凹和磨损等情况，要立即更换。

（5）面罩和护目镜。

1）防辐射面罩主要用于焊接作业，防止在焊接中产生的强光、紫外线和金属飞屑损伤面部，防毒面具要注意滤毒材料的性能。

2）防打击的护目镜能防止金属、砂屑、钢液等飞溅物对眼部的伤害，多用于机床操作、铸造捣冒口等工种。

3）防辐射护目镜能防止有害红外线、耀眼的可见光和紫外线对眼部的伤害，主要用于冶炼、浇注、烧割和铸造热处理等工种。这种护目镜大多与帽檐连在一起，有固定的，也有可以上下翻动的。

（6）安全带。安全带是防止高处作业坠落的防护用品，使用时要注意以下事项：

1）在基准面 2m 以上作业须系安全带。

2）使用时应将安全带系在腰部，挂钩要扣在不低于作业者所处水平位置的可靠处，不能扣在作业者的下方位置，以防坠落时加大冲击力，使人受伤。

3）要经常检查安全带缝制部分和挂钩部分，发现断裂或磨损，要及时修理或更换。如果保护套丢失，要加上后再用。

（7）防酸碱用品。防酸碱用品是保护工人在生产作业环境中免受酸碱危害的个体防护用品。按防护用品原料可分为：橡胶防酸碱用品，塑料防酸碱用品和毛、丝、合成纤维织物防酸碱用品等。按防护部位可分为防酸碱工作服、防酸碱手套、防酸碱靴、防酸面罩和面具等。

‖ 知识拓展 ‖

解读建设项目职业病防护设施"三同时"

《建设项目职业病防护设施"三同时"监督管理办法》（以下简称《办法》）于2017年1月10日国家安全监管总局第1次局长办公会议审议通过，自2017年5月1日起施行；2012年4月27日国家安全监管总局公布的《建设项目职业卫生"三同时"监督管理暂行办法》同时废止。以下便是安监总局解读"建设项目职业病防护设施'三同时'"的内容。

（1）修订背景。

按照中央关于全面深化改革、加快转变政府职能的决策部署，2016年7月2日修改实施的《职业病防治法》取消了安全监管部门对建设项目职业病防护设施"三同时"行政审批事项，保留了建设单位履行建设项目职业病防护设施"三同时"的有关要求，同时规定安全监管部门加强监督检查，依法查处有关违法违规行为。为贯彻落实《职业病防治法》和国务院推进简政放权放管结合优化服务的改革要求，国家安全监管总局依法对《建设项目职业卫生"三同时"监督管理暂行办法》进行了修订，形成了本《办法》。

（2）修订思路。

本次修订的总体思路是围绕充分发挥"三同时"制度在建设项目职业病危害前期预防这一总体目标，细化建设单位主体责任和安全监管部门监督检查责任，重点规范职业病危害预评价、职业病防护设施设计、职业病危害控制效果评价及职业病防护设施验收工作要求，依照职业病防治法修改内容组织开展修订工作。

（3）主要修订内容。

《办法》共7章46条，比原来增加了1章7条。主要修订内容有：

1）修订规章名称。《建设项目职业卫生"三同时"监督管理暂行办法》实施4年多来，对规范建设项目职业病防护设施"三同时"工作起到了重要作用，通过本次修订着力解决简政放权、放管结合，有关条款内容已基本成熟，故将规章名称修改为《建设项目职业病防护设施"三同时"监督管理办法》。

2）调整总体框架。按照建设项目职业病防护设施"三同时"工作的不同阶段，对建设单位开展建设项目职业病危害预评价、职业病防护设施设计、职业病危害控制效果评价以及职业病防护设施验收相关责任要求进行了细化，并增加"监督检查"一章，明确了安全监管部门在职责范围内实施重点监督检查的内容和相关要求。

3）依法取消审批。删除了原《办法》中有关建设项目职业病危害预评价报告审核（备案）、严重职业病危害的建设项目防护设施设计审查、建设项目职业病防护设施竣工验收（备案）等涉及行政审批的内容。

4）明确主体责任。考虑到建设项目职业病防护设施"三同时"工作的专业性、技术性强，《办法》明确了建设单位负责人组织职业卫生专业技术人员开展有关评价报告和职业病防护设施设计评审，向安全监管部门报送验收方案，形成书面报告等责任，并要求通过公告栏、网络等方式公布有关工作信息，接受劳动者和安全监管部门的监督。

5）加强监管执法。《办法》要求地方各级安全监管部门将职责范围内的建设项目职业病防护设施"三同时"监督检查纳入年度安全生产监督检查计划并组织实施，同时增加了安全监管部门执法人员的禁止行为规定，以及违法行为举报的受理、核查、处理等相关要求。

6）严格验收核查。根据《职业病防治法》新增加"安全监管部门应当加强对建设单位组织的验收活动和验收结果的监督核查"的要求。《办法》明确了安全监管部门以验收工作为重点，对职业病危害严重建设项目的职业病防护设施的验收方案和书面报告全部进行监督核查，对职业病危害较重和一般建设项目的职业病防护设施验收方案和书面报告，按照国家安全生产监督管理总局规定的"双随机"方式实施抽查。

习题与思考题

8-1 结合我国职业卫生和职业健康的现状，分析近年来《职业病防治法》历次修订的背景和意义。

8-2 结合近年来《职业病防治法》历次修订的变化，分析职业卫生监督管理职能的变化，并分析其意义。

8-3 试分析职业健康促进对职业病预防的意义，并调查当地企业职业人群健康促进的现状，并给出改进措施。

附　录

职业卫生危害因素、体检项目、周期、禁忌证清单

附表1　职业危害因素工种上岗前检查清单

危害因素或作业	上岗前检查项目	在岗期间检查项目	体检周期	职业禁忌证
铅及其化合物	常规项目（内科常规检查（血压测定，心、肺、腹部检查，甲状腺，咽喉检查），握力，肌张力，腱反射，三颤（眼睑震颤、舌颤、双手震颤）、血常规、尿常规、肝功能，心电图，肝、脾B超，胸部X射线摄片）（下同）	内科常规检查，握力，肌张力，腱反射，三颤，血、尿常规，尿铅和血铅，尿d-氨基乙酰丙酸或红细胞锌原卟啉，尿粪卟啉，肝功能*，心电图*，肝、脾B超*，神经肌电图*	1年	（1）各种精神疾病及明显的神经症； （2）神经系统器质性疾病； （3）严重的肝、肾及内分泌疾病
汞及其化合物	常规项目，口腔黏膜、牙龈检查	内科常规检查，三颤，牙龈检查，尿汞定量，血、尿常规，肝功能*，心电图*，尿β₂-微球蛋白*，尿蛋白定量*	1年	（1）神经精神疾病； （2）肝、肾疾病
锰及其化合物	常规项目	内科常规检查，三颤，握力，肌张力，腱反射，指鼻试验，尿锰或发锰定量，血常规、尿常规，心电图*，神经肌电图*	1年	（1）神经系统器质性疾病； （2）明显的神经官能症； （3）各种精神病； （4）明显的内分泌疾病
铬及其化合物（铬鼻病）	常规项目，鼻检查，皮肤检查	常规项目、鼻检查、皮肤检查	1年	（1）严重慢性鼻炎、副鼻窦炎、萎缩性鼻炎及显著的鼻中隔偏曲； （2）严重的湿疹和皮炎
镉及其化合物	常规项目，肾功能	内科常规检查，血镉或尿镉，尿β₂-微球蛋白，血、尿常规，肝功能*，心电图*，肝脾B超，胸部X射线片*，骨密度测定*，尿蛋白定量及电泳*	1年	（1）各种肾脏疾病； （2）慢性肺部疾病； （3）明显的肝脏疾病； （4）明显贫血； （5）Ⅱ、Ⅲ期高血压病； （6）骨质软化症

续附表 1

危害因素或作业	上岗前检查项目	在岗期间检查项目	体检周期	职业禁忌证
铍及其化合物	常规项目，肺功能，皮肤检查	内科常规检查，皮肤检查，血、尿常规，胸部 X 射线摄片，肝功能*，免疫指标测定*，心电图*，肝脾 B 超*，肺功能测定*	1 年	（1）哮喘、枯草热（花粉症）、药物或化学物质过敏等过敏性疾病；（2）严重的心脏、肺部疾病；（3）肝脏、肾脏疾病；（4）严重的皮肤病
铊及其化合物	常规项目，毛发检查	内科常规检查，握力，肌张力，腱反射，毛发检查，视力、眼底检查、神经传导速度*，神经肌电图检查*，血常规*、尿常规*，肝功能*，肝脾 B 超*，心电图*，尿铊*	1 年	（1）神经系统器质性疾病；（2）精神病及明显神经症；（3）明显的肝、肾疾病
钒及其化合物	常规项目，咽喉检查	内科常规检查，皮肤检查、胸部 X 射线摄片，血常规*、尿常规*，肝功能*，心电图*，肝脾 B 超*，肺功能*	1 年	（1）严重的慢性呼吸系统疾病；（2）严重影响肺功能的胸廓、胸膜疾病；（3）严重慢性皮肤病；（4）明显的心血管疾病
磷及其无机化合物（不含磷化氢）	常规项目	内科常规检查，牙周、牙体检查，血、尿常规，肝功能，肾功能，肝脾 B 超，下颌骨 X 射线左右侧位片，心电图*	1 年	（1）牙周、牙体颌骨的明显病变；（2）慢性肝、肾疾病
砷及其化合物（不包含砷化氢）	常规项目，皮肤检查	内科常规检查，皮肤检查，末梢感觉，腱反射，尿砷，肝功能，血常规、尿常规，尿 β_2-球蛋白*，心电图*，肝脾 B 超*，胸部 X 射线片*，神经肌电图*	1 年	（1）神经系统器质性疾病；（2）肝、肾疾病；（3）严重皮肤病
砷化氢	常规项目	内科常规检查，血、尿常规，尿游离血红蛋白，网织红细胞计数，肝功能，肾功能，心电图*，B 超*，尿砷*	1 年	（1）严重贫血；（2）明显的肾脏及肝脏疾病

续附表1

危害因素或作业	上岗前检查项目	在岗期间检查项目	体检周期	职业禁忌证
氯气	常规项目	内科常规检查，血、尿常规，心电图，胸部X射线摄片，肝功能*，B超*，肺功能测定*	1年	（1）明显的呼吸系统慢性疾病； （2）明显的心血管系统疾病
二氧化硫	常规项目，耳鼻喉科检查	常规项目，眼科、耳鼻喉科检查，胸部X线摄片，肺通气功能*	2年	（1）明显的呼吸系统慢性疾病； （2）明显的心血管系统疾病
光气	常规项目	内科常规检查，血、尿常规，心电图，胸部X射线摄片，肝功能*，肝脾B超*，肺功能测定*	1年	（1）明显的呼吸系统慢性疾病； （2）明显的心血管系统疾病
氨气	常规项目	内科常规检查，血、尿常规，心电图，胸部X射线摄片，肝功能*，肝脾B超*，肺功能测定*	1年	（1）明显的呼吸系统疾病； （2）明显的肝、肾疾病； （3）明显的心血管疾病
氮氧化物	常规项目	内科常规检查，握力，肌张力，腱反射，血、尿常规，心电图，胸部X射线摄片，肝功能*，肝脾B超*，肺功能测定*	1年	（1）明显的呼吸系统疾病； （2）明显的心血管系统疾病
一氧化碳	常规项目	内科常规检查，握力，肌张力，腱反射，血、尿常规，血碳氧血红蛋白，心电图，肝功能*，肝脾B超*	1年	（1）各种中枢神经和周围神经器质性疾病； （2）器质性心血管疾病。
二硫化碳	常规项目，眼底检查	内科常规检查，握力，肌张力，腱反射，末梢感觉神经检查，眼视力、视野、角膜知觉和眼底检查，血、尿常规，肝功能，心电图，血脂*、血铜蓝蛋白*、血糖*，肝脾B超*、脑血流图*、神经传导速度*	1年	（1）神经系统器质性疾病； （2）各种精神病； （3）视网膜病变； （4）高血压病及冠状动脉硬化性心脏病； （5）糖尿病； （6）先天性代谢障碍引起的叠氮； （7）碘试验阳性者

危害因素或作业	上岗前检查项目	在岗期间检查项目	体检周期	职业禁忌证
硫化氢	常规项目	内科常规检查，握力，肌张力，腱反射，血、尿常规，肝功能，心电图，肺功能*，肝脾 B 超*，胸部 X 射线片*	1年	（1）明显的呼吸系统疾病； （2）神经系统器质性疾病及精神疾患； （3）明显的器质性心、肝、肾疾患
磷化氢	常规项目	内科常规检查，尿常规，肝功能，心电图，胸部 X 射线摄片，血常规*，肝脾 B 超*	1年	（1）神经系统器质性疾病； （2）明显的呼吸系统慢性疾病； （3）明显的心血管、肝、肾疾病
无机氟化物、氟化氢	常规项目，腰椎及骨盆 X 射线摄片	内科常规检查，牙齿检查，血、尿常规，尿氟定量，骨密度测定，腰椎及骨盆 X 射线摄片，肝功能*，心电图*，肝脾 B 超*	1年	（1）骨关节疾病； （2）慢性呼吸系统疾病； （3）地方性氟病； （4）明显的心血管、肝、肾疾病
氰的无机及有机化合物	常规项目	内科常规检查，握力，肌张力，腱反射，血、尿常规，肝功能，B 超，心电图*，脑电图*，尿硫氰酸盐*	1年	
四乙基铅	常规项目	内科常规检查，握力，肌张力，腱反射检查，血、尿常规*，肝脾 B 超*，心电图*	1年	（1）各种精神病及明显的神经病； （2）精神系统器质性疾病； （3）严重的肝，肾，内分泌疾病
有机锡，三烷基锡	常规项目，皮肤检查	内科常规检查，握力，肌张力，腱反射检查，血、尿常规，皮肤检查*，肝功能*，心电图*，肝脾 B 超*，胸部 X 射线摄片*	1年	（1）器质性中枢神经系统疾病及精神疾患； （2）慢性肝、肾疾病； （3）皮肤暴露部位有湿疹等慢性皮肤病； （4）妇女在妊娠期或哺乳期

危害因素或作业	上岗前检查项目	在岗期间检查项目	体检周期	职业禁忌证
羰基镍	常规项目，肺通气功能，脑电图，皮肤检查	常规项目，肺通气功能，脑电图，皮肤检查	2 年	（1）明显的神经系统疾病； （2）明显的心、肺、肝、肾疾病； （3）严重的或顽固性的皮肤疾患
苯	常规项目（血常规中必须包括血小板），皮肤检查	内科常规检查，皮肤检查，血常规，肝功能，肝脾 B 超、血小板 *，心电图 *，骨髓穿刺检查 *	1 年	（1）上岗前体检时，血象检查结果低于正常参考值； （2）各种血液病； （3）严重全身性血液病； （4）月经过多或功能性子宫出血
甲苯二甲苯	常规项目（血常规中必须包括血小板）	内科常规检查，血常规，肝功能，肝脾 B 超，皮肤检查 *，心电图 *，骨髓穿刺检查 *	1 年	（1）神经系统器质性疾病； （2）明显的神经衰弱综合征； （3）肝脏疾病
正己烷	常规项目，握力，肌张力，腱反射，末梢感觉检查	内科常规检查，握力，肌张力，腱反射，末梢感觉检查，三颤，指鼻试验，眼角膜反射，血常规 *、尿常规 *，肝功能 *，心电图 *，肝脾 B 超 *，神经肌电图 *	1 年	
汽油	常规项目，皮肤检查	内科常规检查，皮肤检查，握力，肌张力，腱反射，末梢感觉检查，血、尿常规，肝功能，心电图，肝脾 B 超 *，神经肌电图检查 *	1 年	（1）各种中枢神经和周围神经系统疾病或有明显的神经官能症； （2）过敏性皮肤疾病或手掌角化； （3）妇女妊娠期及哺乳期应暂时脱离接触
有机氟	常规项目	内科常规检查，心电图，血、尿常规，胸部 X 射线摄片，肝功能 *，肝脾 B 超 *，尿氟 *，骨密度检查 *，脑电图 *	1 年	（1）明显的慢性呼吸系统疾病； （2）明显的心血管疾病； （3）慢性的肝、肾疾患

危害因素或作业	上岗前检查项目	在岗期间检查项目	体检周期	职业禁忌证
二氯乙烷	常规项目	内科常规检查，握力，肌张力，腱反射，血、尿常规，肝功能，肝脾 B 超，肾功能*，心电图*	1 年	(1) 神经精神疾病； (2) 肝、肾疾病； (3) 全身性皮肤病
四氯化碳	常规项目	内科常规检查，握力，肌张力，腱反射，血、尿常规，肝功能，肝脾 B 超，肾功能*，心电图*	1 年	(1) 明显的肝、肾疾病； (2) 神经系统器质性疾病
三氯乙烯	常规项目	内科常规检查，三叉神经、末梢感觉、运动神经检查，血、尿常规，肝功能，肝脾 B 超，肾功能*，尿三氯乙酸测定*，心电图*	1 年	(1) 神经系统器质性疾病； (2) 明显的心、肝、肾疾病； (3) 眼底病变
氯丙烯	常规项目	内科常规检查，握力，肌张力，腱反射，血、尿常规，肝功能，肝脾 B 超，肾功能*，心电图*，神经肌电图*	1 年	(1) 各种中枢神经和周围神经器质性疾病； (2) 肝、肾疾患； (3) 内分泌疾患：糖尿病，甲状腺机能减退； (4) 结缔组织病
氯丁二烯	常规项目，毛发检查	内科常规检查，毛发检查，血、尿常规，肝功能，肝脾 B 超，血清蛋白电泳*，心电图*，胸部 X 射线片*	1 年	(1) 乙型肝炎病毒表面抗原阳性； (2) 各种肝脏疾病； (3) 神经系统器质性疾病； (4) 明显的呼吸系统慢性疾病； (5) 严重的全身性皮肤病
苯的氨基、硝基化合物	常规项目，皮肤检查	内科常规检查，皮肤检查，血常规，肝功能，肝脾 B 超，心电图*，高铁血红蛋白定量*，赫恩氏小体*，尿对氨基酚测定*	1 年	(1) 肝、肾疾患； (2) 血液病； (3) 慢性皮肤病，如经久不愈的慢性湿疹、银屑病等

续附表 1

危害因素或作业	上岗前检查项目	在岗期间检查项目	体检周期	职业禁忌证
三硝基甲苯	常规项目，眼晶状体，眼底及皮肤检查	内科常规检查，眼晶状体，眼底及皮肤检查，血、尿常规，肝功能，肝脾 B 超，心电图*	1 年	（1）肝炎病毒携带者； （2）肝、胆疾病； （3）各种原因引起的晶状体混浊或白内障； （4）全身性皮肤病； （5）各种血液病
甲醇	常规项目，视力、视野、眼底检查	内科常规检查，握力，肌张力，腱反射，末梢感觉检查，视力、视野和眼底检查，肝功能，血、尿常规，血、尿甲醇、甲酸盐测定*，肾功能*，血气分析*，视觉诱发电位*	1 年	（1）明显的神经系统疾病及器质性精神病； （2）视网膜、视神经病
酚类	常规项目	内科常规检查，血、尿常规，肝功能，肾功能，心电图，肝肾 B 超，尿酚*	1 年	
五氯酚	常规项目	内科常规检查，握力，肌张力，腱反射，血、尿常规，尿五氯酚测定，肝功能，心电图，肾功能*，肝脾 B 超*	1 年	（1）神经系统、肝、肾器质性疾病； （2）皮肤过敏性疾病及全身较广泛的皮肤病； （3）妊娠、哺乳期女工不宜接触五氯酚
甲醛	常规项目	内科常规检查，血、尿常规，心电图，胸部 X 射线摄片，肝功能*，肝脾 B 超*，肺功能测定*	1 年	（1）呼吸系统慢性疾病； （2）全身性皮肤病； （3）慢性眼病； （4）对甲醛过敏者
硫酸二甲酯	常规项目	内科常规检查，血、尿常规，心电图，胸部 X 射线摄片，肝功能*，肝脾 B 超*，肺功能测定*	1 年	（1）明显的慢性呼吸系统疾病； （2）明显的慢性角膜炎或结膜炎； （3）明显的心血管疾病
丙烯酰胺	常规项目，皮肤检查，握力，肌张力，腱反射，末梢感觉检查	内科常规检查，皮肤检查，握力，肌张力，腱反射检查，三颤，指鼻试验，尿常规，心电图，血常规*，肝功能*，心电图*，肝脾 B 超*	1 年	（1）中枢神经和周围神经器质性疾病； （2）糖尿病； （3）过敏性皮肤病及其他严重皮肤病

续附表 1

危害因素或作业	上岗前检查项目	在岗期间检查项目	体检周期	职业禁忌证
有机磷	常规项目，晶状体检查，握力，肌张力，腱反射内科，全血胆碱酯酶活性测定	常规项目，晶状体检查，握力，肌张力，腱反射内科，全血胆碱酯酶活性测定，神经肌电图检查*	1年	（1）神经系统器质性疾病； （2）明显肝、肾疾病； （3）明显的呼吸系统疾病； （4）全身性皮肤病； （5）全血胆碱酯酶活性明显低于正常者
氨基甲酸酯类农药	常规项目	内科常规检查，握力，肌张力，腱反射，血、尿常规，肝功能，全血胆碱酯酶活性测定，心电图，肝脾B超*，胸部X射线片*，神经肌电图检查*	1年	（1）神经系统器质性疾病； （2）明显的肝、肾疾病
杀虫脒	常规项目	内科常规检查，握力，肌张力，腱反射，血、尿常规，肝功能，心电图，高铁血红蛋白*，肝脾B超*	1年	（1）严重的皮肤病和皮肤破损； （2）心、肝、肾和膀胱疾病； （3）神经、内分泌疾病； （4）明显贫血
溴甲烷	常规项目	内科常规检查，握力，肌张力，腱反射，血、尿常规，心电图，胸部X射线片，肝功能*，尿β_2-微球蛋白*，肝脾B超*，肺功能*	1年	（1）神经系统器质性疾病； （2）明显的呼吸系统慢性疾病； （3）明显的心血管、肝、肾疾病
拟除虫菊酯	常规项目	内科常规检查，握力，肌张力，腱反射，皮肤检查；血、尿常规，心电图，肝功能*，肝脾B超*，神经肌电图检查*	1年	（1）周围及中枢神经系统器质性疾病； （2）暴露部位的慢性皮肤或有严重过敏性皮肤病史者
致中毒性肝病的化学物	常规项目	内科常规检查，血常规（必须包括血小板，凝血酶原时间，出、凝血时间），尿常规，肝功能，肝脾B超*，血清学检查*（血清蛋白检查*，HbsAg等检查）	1年	（1）有各种病因的肝脏患史，至今仍经常有较明显的消化道症状或肝功能试验间断性异常者； （2）肝脾肿大者； （3）乙肝病毒"携带者"

危害因素或作业	上岗前检查项目	在岗期间检查项目	体检周期	职业禁忌证
致中毒性呼吸系统疾病的化学物	常规项目	内科常规检查，血、尿常规，心电图，胸部 X 射线摄片，肝功能*，肝脾 B 超*，肺功能测定*	1 年	a-抗胰蛋白酶缺乏症；较严重的鼻、咽、喉慢性疾病；慢性呼吸系统疾病轻度肺功能减退；器质性心血管系统疾病
致中毒性血液病的毒物	常规项目（血常规中必须包括血小板），皮肤检查，出、凝血时间	内科常规项目，皮肤检查，血、尿常规，尿游离血红蛋白，血液白细胞计数及细胞分类*，红细胞计数和血红蛋白定量*，血小板计数*，凝血酶原时间*，部分凝血活酶时间*，出、凝血时间*，复钙时间*，鱼精蛋白复凝固时间，肝功能，肾功能*，心电图*，肝脾 B 超*，骨髓穿刺*，高铁血红蛋白定量*，赫恩氏小体*	1 年	（1）各种血液疾病或遗传性酶缺陷症或血小板缺少症； （2）肾脏或肝脏疾病； （3）明显的心或肺疾病
致中毒性心脏病的毒物	常规项目	内科常规项目，心电图，胸部线摄片，血、尿常规*，肝功能*，心肌酶谱*，动态心电图*，肝脾 B 超*	1 年	（1）各种器质性心脏病； （2）功能性心率时常者
致中毒性肾脏病的毒物	常规项目	内科常规检查，血、尿常规，肝功能，肾功能，尿β2-微球蛋白*，尿砷*，心电图*，肝脾 B 超*	1 年	（1）种肾脏疾患； （2）明显的肝脏疾患
致中毒性神经系统疾病的化学物	常规项目，握力，肌张力，腱反射，末梢感觉检查	内科常规检查，握力，肌张力，腱反射，末梢感觉检查，三颤，指鼻试验，眼角膜反射检查，血常规*、尿常规*，肝功能*，心电图*，肝脾 B 超*，神经肌电图*，眼底检查*，头部 CT*	1 年	（1）明显的中枢神经系统疾病； （2）严重的周围神经病

注：*为职业病体检医院做的项目。

附表 2　尘肺职业危害检查项目

危害因素或作业		上岗前检查项目	在岗期间检查项目	体检周期	职业禁忌证
无机粉尘	硅尘石棉	内科常规检查，心电图，肝功能，血、尿常规，高千伏胸部 X 射线摄片，肺功能	内科常规检查，心电图，肝功能，血、尿常规，高千伏胸部 X 射线摄片，肺功能	1 年	（1）活动性结核病；（2）慢性呼吸系统疾病；（3）明显影响肺功能的疾病
	煤尘、炭黑、石墨、滑石、云母、水泥、陶土、铸尘、铝尘、焊尘	内科常规检查，心电图；肝功能，血常规；尿常规。高千伏胸部 X 射线摄片，肺功能	内科常规检查，心电图；肝功能，血常规；尿常规。高千伏胸部 X 射线摄片，肺功能	2 年	
	其他	内科常规检查，心电图；肝功能，血、尿常规。高千伏胸部 X 射线摄片，肺功能	内科常规检查，心电图；肝功能，血、尿常规，高千伏胸部 X 射线摄片，肺功能	3~5 年	
有机粉尘		内科常规检查，心电图，肝功能，血、尿常规，高千伏胸部 X 射线摄片，肺功能	内科常规检查，心电图；肝功能，血、尿常规，高千伏胸部 X 射线摄片，肺功能	3~5 年	（1）活动性结核病；（2）慢性呼吸系统疾病；（3）明显影响肺功能的疾病

附表 3　物理职业危害项目

危害因素或作业	上岗前检查项目	在岗期间检查项目	体检周期	职业禁忌证
高温	内科常规检查，握力，腱反射，肝功能，血、尿常规，心电图，胸部 X 射线片	内科常规检查，握力、腱反射。肝功能，血、尿常规，胸部 X 射线片，心电图，肝脾 B 超*	1 年	（1）心血管疾病；（2）中枢神经系统疾病；（3）消化系统疾病
噪声	内科常规检查，耳鼻检查，血、尿常规，心电图，纯音听力测试	内科常规检查，耳鼻检查，血、尿常规，心电图，纯音听力测试	1 年	（1）各种病因引起的永久性感音神经性听力损失（500~1000Hz 和 2000Hz 中的任一频率的纯音气导听阈）大于 25dB；（2）各种能引起内耳听觉神经系统功能障碍的疾病

危害因素或作业	上岗前检查项目	在岗期间检查项目	体检周期	职业禁忌证
高气压	常规项目，皮肤检查，五官科（耳膜、鼻咽管检查），X射线摄片（肩、髋、膝关节及耻骨股骨和胫骨）	常规项目，皮肤检查，五官科（耳膜、鼻咽管检查），X射线摄片（肩、髋、膝关节及耻骨股骨和胫骨）。CT*、MRI检查*（肩、髋、膝关节耻骨，股骨和胫骨）	1年，离岗后3年内仍须每年检查	(1) 神经、精神、循环、呼吸内分泌、血液、运动及消化系统的器质性疾病； (2) 眼、耳、鼻、喉及前庭器官的器质性疾病； (3) 各种未愈的传染病患者，易于发生昏厥者，未治愈的疝气、过敏体质、口吃、明显的皮肤病及广泛的皮肤疤痕； (4) 加压试验不合格或氧敏感试验阳性者； (5) 年龄超过50岁者
局部震动	常规项目，手部痛、触觉、振动觉检查	内科常规检查，手部痛、触觉、振动觉检查，神经肌电图检查*，冷水复温试验*	1年	(1) 明显的中枢或周围神经系统疾病； (2) 末梢血管性疾病，尤其是雷诺氏病； (3) 严重的心血管疾病； (4) 明显的内分泌功能失调； (5) 严重的听力减退
外照射（X线、γ线、中子、电子束）	内科常规检查，眼科（视力、眼底、色觉、眼晶体裂隙灯检查），耳、鼻、喉、手部皮肤、指甲、血常规、肌酐、尿素氮、尿常规、血小板、肝功能、HBsAg、AFP、胸部X线摄片、心电图、B超、淋巴细胞染色体畸变率、微核率	内科常规检查，眼科（视力、眼底、眼晶体裂隙灯检查）、手部皮肤、指甲、血常规、尿常规、血小板、肝功能、肌酐、尿素氮、胸部X线摄片、心电图、B超、色觉*、HbsAg*、AFP*、淋巴细胞染色体畸变率*、微核率*	1年	血象： 血红蛋白低于120g/L（男） 血红蛋白低于110g/L（女） 白细胞低于4.5×10^9/L（上岗前） 白细胞低于4.0×10^9/L（在岗期间） 血小板低于110×10^9/L（上岗前） 血小板低于90×10^9/L（在岗期间） 严重的呼吸、循环、消化、血液、内分泌、泌尿、免疫系统疾病，精神和神经系统疾病、严重皮肤疾病，严重的视听障碍、恶性肿瘤、严重的残疾，先天性畸形，遗传性疾病，其他器质性或功能性疾病，未能控制的细菌性或病毒性感染

危害因素 或作业	上岗前检查项目	在岗期间检查项目	体检周期	职业禁忌证
内照射 （各类放射 性核素）	内科常规检查，眼科（视力、眼底、色觉、眼晶体裂隙灯检查），耳、鼻、喉、手部皮肤、指甲、血常规、尿常规、血小板、肝功能、肌酐、尿素氮、HBsAg、AFP、胸部 X 线摄片、心电图、B 超、淋巴细胞染色体畸变率、微核率。 　　放射性厂矿人员做胸部 X 线摄片、心肺功能检查、肾功能检查、B 超（肝、胆、脾、肾）	内科常规检查，眼科（视力、眼底、色觉、眼晶体裂隙灯检查），耳、鼻、喉、手部皮肤、指甲、血常规、尿常规、血小板、肝功能、肌酐、尿素氮、HBsAg、AFP、胸部 X 线摄片、心电图、B 超、淋胞染色体畸变率、微核率。 　　从事选择性分布的放射性核素的工作人员和超过年摄入量限值的人员，根据靶器官的不同而选择相应的检查项目（如尿、粪、呼出气、甲状腺等的放射性核素测定）*、胸部 X 线照片*、心肺功能检查*、肾功能检查*、痰细胞检查*	1 年	血象： 　　血红蛋白低于 120g/L（男） 　　血红蛋白低于 110g/L（女） 　　白细胞低于 4.5×10^9/L（上岗前） 　　白细胞低于 4.0×10^9/L（在岗期间） 　　血小板低于 110×10^9/L（上岗前） 　　血小板低于 90×10^9/L（在岗期间） 　　严重的呼吸、循环、消化、血液、内分泌、泌尿、免疫系统的疾病，精神和神经系统疾病，严重皮肤疾病，严重的视听障碍，恶性肿瘤，严重的残疾，先天性畸形，遗传性疾病，其他器质性或功能性疾病，未能控制的细菌性或病毒性感染

注：*为职业病体检医院做的项目。

附表 4　职业性肿瘤及其他职业病危害因素项目

危害因素 或作业	上岗前检查项目	在岗期间检查项目	体检周期	职业禁忌证
炭疽杆菌	常规项目，皮肤检查	内科常规检查，鼻咽检查，皮肤检查，血、尿常规，肝功能，B 超，胸部 X 射线摄片，心电图*，皮肤皮损处作炭疽细菌学检查*	1 年	（1）严重皮肤病； （2）免疫力低下者
森林脑炎病毒	常规项目，眼球运动、露齿、伸舌检查	内科常规检查，眼球运动、露齿、伸舌检查，血、尿常规，心电图*，森林脑炎病毒 IgM 测定*，眼底检查*，脑 CT*，森林脑炎病毒分离*	1 年	（1）神经系统疾病； （2）关节炎疾病患者
布氏杆菌	常规项目	常规内科检查，血常规、尿常规，肝功能，肝脾 B 超，心电图*，布鲁氏菌补体结合试验*，凝集试验*，布氏杆菌皮内试验*，布氏杆菌培养*	1 年	（1）肝，脾疾病患者； （2）免疫低下者

危害因素 或作业	上岗前检查项目	在岗期间检查项目	体检周期	职业禁忌证
可能致煤矿井下工人滑囊炎的作业	外科，内科，类风湿因子检测*；结合菌素试验*，X线胸片*；血常规，血沉，骨关节X线片	外科，内科，类风湿因子检测*；结合菌素试验*，X线胸片*；血常规，血沉，骨关节X线片	1年	（1）类风湿疾病； （2）结核病； （3）骨关节损伤
致职业性皮肤病化学物质	常规项目，皮肤检查	常规项目，皮肤检查	1年	严重的变应性皮肤病，或手及前臂等暴露部位有湿疹，严重皲裂等慢性皮肤病患者不宜接触可诱发或加剧该病的致病物质
致化学性眼灼伤的化学物	眼部检查：包括视力、角膜荧光素染色及裂隙灯观察（检查角膜及内眼）；内科、耳鼻咽喉科、血、尿常规，肝功能	眼部检查*：包括视力、角膜荧光素染色及裂隙灯观察（检查角膜及内眼）。内科、耳鼻咽喉科、血常规、尿常规、肝功能	1年	（1）活动性角膜疾病； （2）明显的角膜遗留病变
紫外线（电光性眼炎）	外眼检查常规，视力（包括矫正视力）；裂隙、显微镜检查：重点检查角膜*，晶状体眼底*	外眼检查常规，视力*（包括矫正视力），裂隙、显微镜检查：重点检查角膜*，晶状体眼底*	1年	活动性角膜疾病
化学物理因素（职业性白内障）	散瞳查晶体（裂隙灯显微镜和透照法检查），视力，眼底检查	散瞳查晶体（裂隙灯显微镜和透照法），视力，眼底检查	1年	（1）全身性疾病所致的并发性白内障（如糖尿病性白内障）； （2）各种内眼病所致的并发性白内障； （3）先天性白内障； （4）其他因素所致的白内障
联苯胺所致膀胱癌	常规项目、尿脱落细胞检查*	内科常规检查、尿常规，尿脱落细胞检查*、膀胱镜检查*	接触后第6年起；联苯胺大于5%为1年，小于5%为3年	泌尿系统疾病，妇女妊娠期和哺乳期

危害因素或作业	上岗前检查项目	在岗期间检查项目	体检周期	职业禁忌证
致哮喘物质	内科检查、胸部 X 线摄片，肺通气功能、血常规（血嗜酸细胞计数），非特异性支气管激发试验*	内科检查、胸部 X 线摄片，肺通气功能，血常规（血嗜酸细胞计数），非特异性支气管激发试验*	1 年	（1）具有明显的特异性体质者； （2）具有明显的心、肺疾患者
致牙酸蚀病的酸物和酸酐	常规项目、口腔、鼻腔检查*	内科常规检查，口腔、鼻腔检查，血常规*，尿常规*，心电图*，肝脾 B 超*、胸部 X 射线摄片*	1 年	（1）严重的牙质发育不全或其他全口性牙体硬组织疾病； （2）影响呼吸的各种鼻腔疾病； （3）错牙和畸形所致前牙前突外露和深复牙所致下前牙过度磨耗
微波	内科常规检查，肱二头肌，肱三头肌，膝反射，视力，晶状体，心电图，血、尿常规，血小板，脑电图	内科常规检查，腱反射，视力，晶状体，心电图，血、尿常规，血小板，脑电图，神经行为功能*	2 年	（1）明显的神经系统疾病； （2）白内障； （3）血液病
视屏作业	内科常规检查、肱二头肌、肱三头肌、膝反射、视力、晶状体、眼底、血常规、尿常规	内科常规检查、肱二头肌、肱三头肌、膝反射、视力、晶状体、眼底、血常规、尿常规、肌力、颈椎正侧 X 线摄片	2 年	（1）矫正视力小于 0.3； （2）严重颈椎病； （3）上肢骨骼肌肉疾病
电工作业	内科常规检查，肱二头肌，肱三头肌，膝反射，视力，色觉，血、尿常规，心电图，脑电图*	内科常规检查、肱二头肌、肱三头肌、膝反射、视力、色觉、血常规、尿常规、心电图、脑电图*	2 年	（1）心血管疾病； （2）癫痫或晕厥史； （3）色盲； （4）高血压

续附表4

危害因素 或作业	上岗前检查项目	在岗期间检查项目	体检周期	职业禁忌证
压力容器操作	内科常规检查，肱二头肌，肱三头肌，膝反射，视力，色觉，血、尿常规，心电图，脑电图*，纯音听力测试	内科常规检查、肱二头肌、肱三头肌、膝反射、视力、色觉、血常规、尿常规、心电图、脑电图*、纯音听力测试	3年	（1）癫痫； （2）色盲； （3）明显听力减退
高处作业	内科常规检查，肱二头肌，肱三头肌，膝反射，三颤，肌力，视力，色觉，血常规，尿常规，心电图，脑电图*，头、颈、四肢骨关节，运动功能	内科常规检查，肱二头肌，肱三头肌，膝反射，三颤检查，肌力，视力，色觉，血、尿常规，心电图，脑电图*，头、颈、四肢骨关节，运动功能	2年	（1）心血管系统疾病； （2）癫痫或晕厥史； （3）肢体肌肉骨骼疾病
机动车驾驶作业	内科常规检查，身高，眼科：视力（远视力、动视力*、深视力*）暗适应*，视立体觉*，视野*，色觉，听力，尿常规，血型，血常规，心电图，胸部X线透视，速度判断*，复杂反应*，操纵技能*，肝功能*，脑电图*	内科常规检查，身高，远视力，色觉，听力，血、尿常规，心电图，胸部X线透视	1年	（1）身高：驾驶大型车小于155cm，驾驶小型车小于150cm； （2）远视力（对数视力表）：两裸眼小于4.0，并小于4.9（允许矫正）； （3）色觉：红绿色盲； （4）立体盲； （5）听力：双耳平均听阈大于30db（语频纯音气导）； （6）器质性心血管系统疾病； （7）神经系统疾病：癫痫病史或晕厥史，美尼尔氏症，眩晕症，癔症，震颤麻痹和影响手脚活动的脑病； （8）精神障碍：精神病，痴呆； （9）运动功能障碍； （10）四肢不全、拇指残缺，除拇指外其余四指缺二指，下肢不等长度大于5cm； （11）不适于当驾驶员的其他严重疾病

注：*为职业病体检医院做的项目。

参 考 文 献

[1]《21世纪安全生产教育丛书》编写组．职业安全卫生管理体系指南［M］．北京：中国劳动社会保障出版社，2000.

[2] 王世俊．工业卫生与职业病学［M］．北京：化学工业出版社，1990.

[3] 山东省劳动卫生职业病研究所．职业医学临床实践［M］．济南：山东科技出版社，1991.

[4] 何凤生．劳动卫生与职业病［M］．北京：中国科学技术出版社，1991.

[5] 王簇兰．劳动卫生学［M］．3版．北京：人民卫生出版社，1992.

[6] 中国预防医学科学院标准处．职业病诊断标准国家汇编［M］．北京：中国标准出版社，1992.

[7] Rmo WN. Environmental and Occupational Medicine［M］. 3rd edition. New York. 1998.

[8] 张家志，邢军．职业卫生［M］．北京：中国劳动出版社，1999.

[9] 陈自强．劳动卫生与职业病学［M］．北京：人民卫生出版社，2000.

[10] 王秉权，左树勋，栾昌才．采矿工业卫生学［M］．徐州：中国矿业大学出版社，2002.

[11] 陈纪刚，陈健，王文静，等．浅论职业卫生安全管理体系和工作场所健康促进的实践一致性［J］．环境与职业医学，2002（03）：172-173.

[12] 周梅．昆明市厂矿企业健康促进的现况调查［D］．昆明：昆明医学院，2003.

[13] 黄仁东，刘敦文．安全检测技术［M］．北京：化学工业出版社，2006.

[14] 陈蔷，王生．职业卫生概论［M］．北京：中国劳动社会保障出版社，2008.

[15]（英）约翰瑞德里，约翰强尼．职业安全与健康［M］．江宏伟，等，译．北京：煤炭工业出版社，2010.

[16] 李霜，李朝林，丘创逸，等．工作场所健康促进可持续发展策略研究［J］．中国职业医学，2012（06）：475-478.

[17] 邢娟娟．用人单位职业卫生管理与危害防治技术［M］．北京：中国工人出版社，2012.

[18]《劳动能力鉴定—职工工伤与职业病致残等级分级》（GB/T 16180-2014）．北京：中国标准出版社，2014.

[19] 左树勋，裴晓东．职业危害与防护［M］．徐州：中国矿业大学出版社，2015.

[20] 张斌，胡伟江，等．工业企业噪声危害控制及听力保护［M］．北京：化学工业出版社，2015.

[21]（日内瓦）国际劳工局组织．职业卫生与安全百科全书［M］．4版．译审委员会译．北京：中国劳动社会保障出版社，2000.

[22] 周学勤．职业卫生管理与技术［M］．北京：中国石化出版社，2005.

[23] 李洪．职业健康与安全［M］．北京：人民邮电出版社，2012.

[24]《现代企业职业卫生技术丛书》编委会．职业卫生监督与管理［M］．北京：中国劳动社会保障出版社，2010.

[25] 任国友，孟燕华．职业安全与卫生法律教程［M］．北京：机械工业出版社，2015.

[26] 朱建芳，王晔，刘国兴．职业卫生工程学［M］．徐州：中国矿业大学出版社，2014.